T c

LE PROGRÈS

MALGRÉ

L'ACADÉMIE DE MÉDECINE.

———— ◆ ————

DE L'ÉTAT NAISSANT DANS LE DOMAINE MÉDICAL

PAR LE

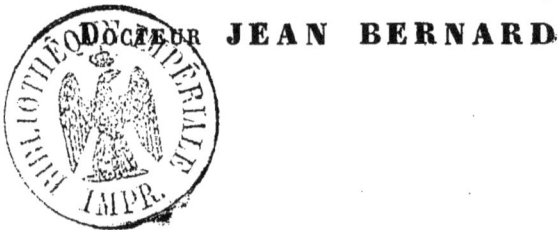

DOCTEUR **JEAN BERNARD**

———— ◆◆◆ ————

PARIS

Chez Germer-Baillère, Libraire-Éditeur

RUE HAUTEFEUILLE, 19

1863

AVANT-PROPOS.

L'opinion publique, qui, de nos jours, se montre, à bon droit, si pleinement satisfaite des progrès de l'art chirurgical, blâme, par contre, avec quelque amertume, l'état fâcheux d'immobilité dans lequel demeure et semble se complaire la médecine.

L'idée fausse de l'action du remède, sur laquelle repose encore la pratique de cet art, est la principale sinon la seule cause du mal dont on se plaint.

Hannhemann l'avait sans doute compris lorsqu'il fit schisme en médecine, en innovant l'atténuation et la trituration, le globule et son mystère, destinés à dissimuler l'influence réelle, qui peut être exercée sur le sentiment ; mais au remède actif qu'il prétendait détrôner, il ne sut opposer que le remède inoffensif qui laisse tout faire à la nature et une influence généralement insuffisante, seulement applicable par quelques praticiens et ne s'adressant qu'à un nombre restreint de malades et de maladies.

Aussi, son système ne produisit-il qu'un bon résultat momentané, celui d'imposer à ses détracteurs une plus grande réserve dans l'administration de leurs remèdes, alors bien souvent trop actifs.

Depuis Hannhemann les choses en sont là.

Les médecins homœopathes profitent de la crédulité et de l'ignorance du vulgaire, et dissimulent de leur mieux l'insuffisance réelle de leur intervention, à l'aide d'un jargon inintelligible.

Les allopathes, à défaut d'une pratique régulière, s'appuyant sur les bases exactes de la science, continuent de prescrire des médicaments actifs dont l'utilité a été constatée par l'observation, mais dont les résultats apparents sont irréguliers et provoquent des phénomènes qu'ils ne sont nullement en mesure d'expliquer et de diriger.

En un mot, homœopathes et allopathes affirment également la supériorité de leurs systèmes respectifs, et manquent également de preuves à fournir à l'appui de leurs prétentions ; en sorte que la lutte qu'ils soutiennent depuis plus d'un demi-siècle n'a eu d'autre résultat que de mettre en lumière leur commune faiblesse.

L'expérience et le sens commun le disent assez, ce n'est pas le remède qui guérit, mais le phénomène physiologique que provoque le remède.

Or, les homœopathes ne peuvent pas obtenir ce phenomène, et, faire l'aveu de la faible influence dont ils disposent, ce serait la détruire ; de leur côté, les allopathes sont impuis-sants à mesurer les effets physiologiques qu'ils produisent et à les employer conformément aux règles de la science et de l'art.

Ainsi la médecine se trouve encore, de nos jours, dans l'état où la chimie se trouvait il y a un siècle, et les médecins vraiment dignes de ce nom savent que les lois physiologiques qui peuvent seules donner à la pratique médicale une valeur artistique cer-taine sont toutes à formuler.

Je crois donc devoir porter à la connaissance du public les tentatives que j'ai faites dans ce sens et l'accueil qu'elles ont reçu de l'Académie de médecine.

Avant d'entrer dans l'explication des faits qui se sont passés devant cette Compagnie savante, je me crois tenu de justifier la publicité que je vais donner à ces longs débats.

Cette publicité est la seule arme qui me reste entre les mains pour lutter avec quelque avantage contre l'opposition d'un corps constitué. Au surplus, je ne me propose de raconter qu'une phase de ma querelle, me réservant de la publier tout entière, si cette première expérience ne me fait pas atteindre le but que je poursuis.

Quant à l'explication de ma conduite, je ne saurais mieux la donner qu'en traçant ici le tableau succinct de mes recherches dans leur enchaînement.

En 1849, lors de l'épidémie de choléra, le monde savant avait cru voir qu'il existait une certaine corrélation entre l'in-tensité plus ou moins grande du fléau et la diminution plus ou moins considérable d'ozone contenu dans l'atmosphère ; or, de cette opinion, en admettant qu'elle fût exacte, il semblait résulter que l'oxygène électrisé avait la faculté d'exciter plus favorablement l'économie vivante, et, par cela même, pouvait être un préservatif contre le fléau.

J'étais, ainsi que d'autres chercheurs, vivement préoccupé de cette importante question ; la pensée me vint donc qu'en électrisant le remède à l'exemple de l'oxygène, on pourrait en augmenter sensiblement la puissance.

Cette idée empirique fut le point de départ de mes recherches.

Je pris l'iode pour sujet de mes expérimentations, mais il me fut impossible d'obtenir un résultat satisfaisant, et je me vis contraint de revenir à l'étude plus approfondie de l'ozone, étude qui, par bonheur, me conduisit à observer que, l'oxygène électrisé ou ozone et l'oxygène naissant ont les mêmes propriétés.

L'idée de l'électrisation du médicament était reconnue juste, mais il fallait appliquer le principe à l'iode, métalloïde dont les combinaisons en usage ne présentaient pas de procédés de séparation facilement applicables à la médecine.

J'obtins par la réaction de l'acide tartrique sur la dissolution alcaline d'iode un procédé d'une précision mathématique.

Restait à établir la formule pharmaceutique dont la disposition devait être déduite des effets thérapeutiques ; je me livrai donc à l'expérimentation clinique, laquelle me fit découvrir pour la médecine des ressources nouvelles, au premier rang desquelles une action physiologique du médicament, autre que celle qui lui était attribuée.

Cette dernière observation fut, en effet, la base de mes recherches chimico-physiologiques, lesquelles, en éclairant l'action physiologique nouvellement observée, devaient mettre en évidence l'erreur du remède et justifier, au point de vue de la science, l'idée empirique de l'électrisation du médicament, en démontrant que cette action physiologique est le résultat de l'action chimique, c'est-à-dire du dégagement de quelques-unes des manifestations de l'agent impondérable inorganique, lesquelles, à leur tour, développent dans le tissu vivant des fluides propres à ce tissu.

Quelques tentatives faites sur d'autres médicaments que l'iode, et avec l'iode, sur d'autres tissus que la peau, me confirmèrent la généralité du phénomène, — à savoir que les corps organisés vivants sont le siége de fluides différents de ceux qui animent momentanément la matière inerte, — et me prouvèrent, en conséquence, qu'il est indispensable, pour augmenter ou diminuer régulièrement leur production dans l'individu, dans les organes et dans les tissus, de connaître les lois de leur mouvement.

Je me trouvais, dès lors, en présence d'une science à créer.

La démonstration scientifique de la découverte empirique de l'iode naissant était à peine entrevue ; — l'observation que les préparations pharmaceutiques d'iode naissant sont une application de la théorie électro-chimique est récente : — elle comportait, en effet, la connaissance des sciences les plus élevées, et il fallait, pour ne pas s'écarter de la méthode analytique nécessaire à son étude, faire abstraction de toute doctrine médicale.

Voici, maintenant, à quelle période de son développement en est l'innovation.

Le côté physique, chimique et pharmaceutique de la question est, dès à présent, assez solidement établi pour résister à la critique : le côté physiologique est abordé ; mais pour en faire une application scientifique à la thérapeutique et à l'hygiène, il est indispensable de connaître les lois du mouvement des fluides organiques, soit la biologie, cette science encore inconnue, sur laquelle doivent un jour reposer la médecine et l'hygiène.

Je me suis borné jusqu'ici à établir une démonstration logique et régulière, quoique incomplète, faute d'éléments suffisants, d'un phénomène physiologique apparent, le dégagement du calorique physiologique ou *organicité* dans un tissu spécial, la peau, et à tracer l'ébauche d'une théorie physiologique basée sur l'analogie des transformations de l'agent impondérable inorganique et organique dans les phénomènes physiques et physiologiques (1).

Quant aux bénéfices immédiats que l'innovation apporte à l'art de guérir, en dehors des ressources thérapeutiques, il en est un recommandable entre tous : c'est de faire un devoir au praticien de savoir ce qu'il fait, d'indiquer à l'avance l'effet qu'il veut produire, *effet visible* que le malade peut reconnaître et apprécier ; en un mot, c'est de faire de la médecine un art discutable.

(1) *Une Découverte en Médecine.* — Mémoires adressés à l'Académie de médecine, par le Docteur Jean BERNARD ; un volume in-8° ; prix : 2 fr, 50 c., chez Baillière, 1863.

MÉMOIRE

ADRESSÉ

AUX MEMBRES DE L'ACADÉMIE

DE MÉDECINE.

A MESSIEURS LES MEMBRES DE L'ACADÉMIE DE MÉDECINE.

Messieurs,

J'ai l'honneur de vous informer que le Rapporteur de la Commission des remèdes secrets et nouveaux ne juge pas utile, m'a-t-il dit, d'entretenir une seconde fois ses collègues d'une innovation scientifique dont je suis l'auteur.

Permettez-moi, Messieurs, de tracer ici l'historique des faits de ma cause, tels qu'ils se sont successivement produits durant ces quatre dernières années.

La première tentative faite par moi fut l'envoi à l'Académie de médecine, par l'entremise de Son Excellence le Ministre de l'Agriculture, du Commerce et des Travaux publics, d'une demande d'approbation des applications thérapeutiques du fait chimique de l'état naissant, et, en particulier, de quelques préparations pharmaceutiques d'iode naissant dont je communiquai les formules et remis des échantillons.

Le Rapporteur de la Commission, qui fut chargée de cet examen, fit un rapport dont les conclusions négatives furent approuvées par la Commission et par l'Académie.

Six mois s'écoulèrent; puis je présentai directement à l'Académie un mémoire plus explicite qui fut renvoyé à l'examen d'une Commission de trois membres. Le Rapporteur me fit reproduire devant lui cinq ou six mille expériences et m'exprima sa satisfaction, mais la majorité de la Commission s'opposa à ce que l'Académie fût informée du résultat de cet examen.

1

Un nouveau temps d'arrêt s'ensuivit ; après lequel il advint que, sur mes réclamations, l'Académie fut d'avis que la question ferait retour à la première Commission ; et, en conséquence, son Rapporteur, quinze mois après, fit un rapport que la Commission approuva.

Veuillez maintenant, Messieurs, reporter vos souvenirs à la séance de l'Académie de médecine du 28 janvier 1862, et vous vous rappellerez que les conclusions favorables du rapport lu par M. F. Boudet furent rejetées, malgré une chaleureuse défense des membres de la Commission, en raison d'une opposition de deux ordres : scientifique et extra-scientifique.

Ce troisième échec ne m'ayant point découragé, j'employai tous mes efforts à faire revenir les Académiciens sur ce vote, résultat d'une surprise ; je crus donc devoir adresser à chacun d'eux en particulier copie d'un nouveau mémoire explicatif.

Je n'eus pas lieu d'abord de m'applaudir beaucoup de mon idée, car deux membres de l'Académie, seulement, répondirent à mon appel ; mais lorsqu'enfin, le 15 juillet dernier, je sus que l'Académie venait de décider que mon second mémoire allait être envoyé à l'examen de la même Commission qui avait approuvé le premier, je pensai, je l'avoue, avoir fait un pas vers la solution favorable tant et si longtemps attendue par moi.

Je crus voir, en effet, dans ce renvoi à la même Commission et au même Rapporteur, un acte de bon vouloir de l'Académie et son acquiescement à un examen plus approfondi de la question, et, dès lors, je m'efforçai de fournir à M. le Rapporteur des éléments nouveaux d'appréciation.

Vous jugerez, Messieurs, quelles furent mes relations avec M. F. Boudet, par la lettre ci-jointe que je lui adresse, et dans laquelle je les retrace.

Vous remarquerez surtout que c'est seulement le 31 janvier dernier, c'est-à-dire après six mois écoulés, qu'il se refuse à faire le rapport attendu par l'Académie et par moi, à moins cependant, m'a-t-il dit : que ses collègues de la Commission ne lui en fassent la demande.

Par les détails qui précèdent, vous pouvez vous rendre compte, Messieurs, de la position qui m'est faite.

De toutes les oppositions que j'ai rencontrées parmi les Académiciens, il n'en est qu'une qui n'ait pas cédé devant mes arguments, et ce, en se dérobant à une discussion courtoisement offerte ; je veux parler de l'opposition scientifique qui a été faite à ma proposition, dans la séance du 28 janvier 1862, et qui a, pour une bonne part, décidé les membres de l'Académie à rejeter les conclusions du rapport lu par M. F. Boudet.

L'importation dans le domaine médical des propriétés du fait chimique de l'état naissant constitue une innovation dont l'avenir dira toute la valeur; les applications que j'ai faites du principe scientifique sont au-dessus de toutes discussions; on pouvait seulement critiquer le choix des procédés indiqués, qui constituent, non pas une seule découverte, mais une série de découvertes, en physique, en chimie, en physiologie et en thérapeutique.

Or, Messieurs, pour en juger sainement, il faut être à la fois physicien, chimiste, physiologiste et clinicien, aux points de vue théorique et pratique; ou bien, ne regarder la question que par la grosse extrémité d'une lunette, en l'examinant dans chacune de ses spécialités.

A ce compte, l'examen est fort simple et il a résisté à la critique.

Je suis loin de prétendre que mon travail soit exempt d'erreurs de chiffres, d'expériences et d'interprétations, mais je me suis tenu dans les limites d'une extrême réserve, comme il vous sera facile de vous en assurer lorsque vous voudrez bien l'examiner.

Je me suis borné à l'indication du phénomène physiologique produit par l'iode, pensant qu'il appartenait à des praticiens plus compétents que moi d'en dire la valeur thérapeutique, et d'indiquer aux médecins quel choix, parmi les préparations que j'ai établies, il convenait de faire dans des circonstances données.

Quant au fait chimique de l'état naissant, dont mes préparations d'iode sont des applications diverses, plus ou moins bien réussies, son étude est encore à faire; ma proposition n'est qu'un premier pas dans une science presque ignorée : la chimie physique, science dont l'importation dans le domaine physiologique fait pressentir tout un nouvel ordre d'idées fécond en résultats applicables à l'art de guérir.

J'ai l'honneur de vous communiquer, à l'appui de mon dire, une note, qu'à défaut d'un meilleur titre, j'intitule : *Essai sur les fluides organiques;* et dans laquelle j'ai essayé d'exposer sommairement les procédés analytiques que j'ai employés dans l'étude que je poursuis, et d'expliquer à quel point de vue je me suis placé.

Veuillez me permettre, Messieurs, de résumer cette longue lettre.

J'ai demandé et je demande à l'Académie de médecine d'approuver les formules que j'ai indiquées pour la production de l'iode naissant, d'appeler l'attention des médecins sur leurs usages thérapeutiques, en signalant l'action physiologique précise et régulière de l'iode, dont l'administration reste tout entière à l'appréciation de l'homme de l'art, quant au choix de la préparation, et à l'opportunité de son emploi thérapeutique.

Cette approbation de l'Académie est d'autant plus nécessaire, que les préparations d'iode naissant sont de l'ordre des médicaments officinaux, et ne peuvent, en général, être préparées au moment de l'usage.

Quant aux ressources nouvelles qu'elles apportent à la thérapeutique, il est facile de s'en faire une idée exacte, en se rappelant que les préparations d'iode naissant sont disposées de telle sorte qu'elles permettent de produire, à volonté et sans danger, sur une partie ou sur la totalité du corps, les divers degrés d'excitation compris entre la plus légère sinapisation et l'escharrification complète, et qu'elles constituent ainsi une médication d'une puissance inconnue jusqu'à ce jour.

En terminant, Messieurs, permettez-moi un mot d'explication sur le mode de correspondre avec vous, dont je me sers. Vous comprenez certainement que, si j'ai recours à l'impression, c'est seulement parce que je me trouve dans l'impossibilité de vous communiquer autrement les documents ci-joints, qui pourtant vous sont indispensables pour éclairer votre religion.

Vous trouverez ci-incluse la lettre que j'écris à Messieurs les membres de la Commission, pour les prier d'adresser à M. le Rapporteur la demande qu'il réclame, et les informer de la démarche que je crois devoir faire auprès de vous, Messieurs — tout nouvel examen pouvant exiger six mois aussi bien que six heures, et toute nouvelle attente m'étant impossible — pour vous demander ou une intervention directe et immédiate ou bien l'autorisation de rendre public un débat qui intéresse la dignité de l'Académie, sinon sa responsabilité.

La déclaration qui m'a été faite par M. le Rapporteur de la Commission des remèdes secrets et nouveaux me place dans l'alternative fâcheuse de renoncer au bénéfice de quatorze ans de travaux et de sacrifices de toute nature, ou de faire sortir de sa sphère naturelle une querelle de famille qui ne devrait pas être rendue publique.

C'est pourquoi, avant de recourir à ce moyen suprême, dont cependant vous comprendrez le choix, j'ai pensé qu'il était de mon devoir de porter cette affaire à la connaissance de la généralité des membres de l'Académie, afin qu'il ne fût permis à personne d'incriminer un jour une conduite que ne m'impose pas seulement mon intérêt personnel, mais encore et surtout l'intérêt de la science et de l'humanité.

Veuillez recevoir, Messieurs, l'assurance de mon profond respect.

A MESSIEURS

ROBINET, CHATIN, VERNOIS, GOSSELIN ET H. ROGER,

MEMBRES DE LA COMMISSION DES REMÈDES SECRETS ET NOUVEAUX,

MESSIEURS,

Le 31 janvier dernier, M. F. Boudet, votre Rapporteur, après m'avoir déclaré que, selon lui, il n'y avait pas lieu de présenter à l'Académie un rapport nouveau sur la proposition que j'ai adressée à la Compagnie, m'a promis qu'il en ferait un néanmoins, *si ses collègues de la Commission lui en faisaient la demande.*

Je viens en conséquence, Messieurs, sans rechercher la cause de cette dérogation aux usages de l'Académie, vous prier de vouloir bien prendre connaissance des différentes pièces imprimées, jointes à la présente lettre ; et quand vous serez suffisamment édifiés sur la question, pour vous intéresser au débat, j'ose espérer que, jugeant opportune la démarche réclamée par M. votre Rapporteur, vous ne vous refuserez pas à la faire au plus tôt.

Vous me permettrez même, Messieurs, pour vous renseigner mieux encore, de vous dire ici, en peu de mots, en quoi consiste l'innovation que je propose, et qui touche, à la fois, à la science générale et à la médecine.

Jusqu'à ce jour, les chimistes ne se sont pas fort préoccupés des réactions qui se produisent par le contact de la substance médicamenteuse avec la matière organisée vivante, et, de leur côté, les médecins n'ont nullement tenu compte des phénomènes physiologiques qui résultent de ces réactions.

Pour moi, ayant eu l'idée d'électriser les médicaments, dans l'intention de les rendre plus actifs, à l'exemple de l'ozone qui est plus actif que l'oxygène ordinaire, je songeai à importer dans le domaine médical les propriétés de l'état naissant ; et, faisant l'application de l'idée à l'iode, j'ai établi des formules qui ne sont que la simple déduction de la théorie électro-chimique et de la théorie des équivalents (voir la note 1re *Théorie électro-chimique de l'iode naissant*) (1).

En effet, dans la composition des formules d'iode naissant soumises à l'examen de l'Académie de médecine, je m'étais abstenu de démonstration, m'efforçant seulement de ne pas déroger aux règles générales de la science.

Les physiciens et les chimistes de la Commission peuvent d'ailleurs vérifier, en quelques minutes, si elles sont exactes et dignes d'une sanction légale.

Maintenant, Messieurs, si vous voulez examiner la question au point de vue physiologique, veuillez vous reporter aux notes II et III ci-incluses : *Essai sur les fluides organiques* et *considérations générales sur l'administration des préparations pharmaceutiques d'iode naissant* (2).

Un dernier mot, Messieurs; l'innovation sur laquelle j'ai appelé l'attention de l'Académie et les recherches scientifiques consignées dans mon mémoire, ne sont nullement contestables, et M. votre Rapporteur ne l'ignore pas.

J'ose donc espérer, Messieurs, que vous voudrez bien prendre en considération la démarche que, sur le conseil de M. F. Boudet, je fais auprès de vous, et l'inviter à entretenir une seconde fois l'Académie de l'ensemble de mes communications, ou seulement de la dernière.

Veuillez recevoir, Messieurs, l'assurance de ma respectueuse considération.

A Monsieur FÉLIX **BOUDET**,

RAPPORTEUR DE LA COMMISSION DES REMÈDES SECRETS ET NOUVEAUX.

MONSIEUR,

Lors de notre dernière entrevue, vous m'avez déclaré tout d'abord, à mon grand étonnement, que, dans votre pensée, « *il n'y a pas lieu de faire un second rapport sur le travail concernant un nouveau mode d'administrer l'iode,* » travail dont l'Académie de

(1) Mémoires présentés à l'Académie de médecine.
(2) *Id.*

médecine et sa Commission vous ont confié l'examen ; puis, vous avez paru, il est vrai, revenir sur cette décision, quand vous avez ajouté que, « *vous consentiriez néanmoins à présenter un rapport, si vos collègues de la Commission vous en faisaient la demande.* »

Nos relations vont prendre fin, je le comprends, Monsieur ; et je viens vous demander la permission de revenir une dernière fois sur les faits qui en ont marqué le cours ; pour, ensuite, vous exprimer sur le fond du débat ma façon de penser tout entière.

Dans une entrevue déjà ancienne, vous m'avez dit : que « *votre rapport ne me ferait pas faire fortune* », et vous m'avez conseillé de faire expérimenter les produits pharmaceutiques, soumis par moi au jugement de l'Académie, ajoutant « *qu'on en essaye qui valent vingt fois moins.* »

Ces paroles étaient, sans doute, pleines de bienveillance, et vous vouliez ainsi me faire voir que vous compreniez ce qu'avaient de pénible pour moi une trop longue attente et des sollicitations incessamment renouvelées.

A chacune de mes visites, vous m'avez donné encore nombre de bienveillants conseils qui m'eussent semblé des meilleurs à suivre si, dans la lutte que je soutiens depuis tant d'années, je n'avais en vue que des satisfactions d'argent ; mais tel n'est pas, Monsieur, le mobile principal de ma conduite.

L'homme qui a sacrifié plus de cent mille francs à l'accomplissement d'une œuvre scientifique, l'homme qui, même, n'a pas craint d'encourir pour la même cause, la déconsidération qu'entraînent toujours toutes dettes contractées, quelle qu'en soit l'origine, cet homme peut bien, dans l'intérêt de sa nombreuse famille, dont il a ainsi compromis l'existence, désirer d'être indemnisé de ses sacrifices d'argent ; mais, croyez-le bien, Monsieur, il a un autre but plus grand et plus noble ; ce qu'il souhaite, avant tout, c'est la récompense de ses longs travaux de chercheur, et cette récompense-là, Monsieur, ce n'est pas l'argent qui la donne.

Permettez-moi donc de persister jusqu'au bout dans la lutte que j'ai entreprise.

Je vais, suivant votre conseil, prier vos collègues de la Commission, de vouloir bien vous demander un rapport.

Je ferai plus : je m'adresserai à tous les membres de l'Académie pour les solliciter de vous exprimer le même désir, à moins pourtant qu'ils ne préfèrent m'autoriser à rendre publics les faits de mon instance devant l'Académie.

Je ne me déciderai qu'à regret à employer ce moyen extrême,

croyez-le bien, Monsieur ; pourtant, de deux choses l'une, j'ai raison ou j'ai tort, et si j'ai raison, il faudra bien qu'en présence d'une opposition systématique, je cherche des suffrages qui justifient ma conduite passée et présente.

Mais non, je ne dois pas désespérer encore d'obtenir justice; j'attends donc qu'elle me soit rendue, et vous prie de me croire toujours, Monsieur, votre bien dévoué et respectueux serviteur.

A Leurs Excellences

Messieurs les Ministres d'Etat, de l'Intérieur, de la Guerre, de l'Agriculture, du Commerce & des Travaux publics, et de l'Instruction publique & des Cultes.

MESSIEURS LES MINISTRES,

Ensuite de la communication que j'ai eu l'honneur de faire parvenir à Vos Excellences, il y a quelques mois, sur le débat que je soutiens devant l'Académie de médecine, M. Mêlier a été chargé d'étudier la question, et l'a portée devant le Conseil d'hygiène ; or, bien que le résultat de l'enquête ait été négatif, ce n'en est pas moins un devoir pour moi de leur en témoigner toute ma reconnaissance, et, par la présente, je viens m'en acquitter.

Que Vos Excellences me permettent, aussi, de profiter de cette occasion pour leur transmettre des documents nouveaux qui, je l'espère, les décideront à faire réviser la décision du Conseil d'hygiène. J'appelle tout particulièrement leur bienveillante attention sur le mémoire ci-joint, adressé aux membres de l'Académie ; il contient, en effet, l'historique le plus complet de la question, et son exposition sommaire au point de vue scientifique comme au point de vue pratique, de sorte qu'il ne me restera plus, quand Vos Excellences en auront pris lecture, qu'à leur retracer partie du dernier entretien que j'ai eu avec M. F. Boudet, rapporteur de la Commission des remèdes secrets et nouveaux, entretien qui me paraît devoir apporter quelques éclaircissements sur une fin de non-recevoir non motivée dont je suis la victime.

Lors de cette visite, M. Boudet qui, d'ordinaire, m'accordait à peine quelques minutes d'audience et me recevait à la porte, me fit les honneurs de son cabinet et, prenant la parole après les politesses d'usage : « Je dois vous déclarer, me dit-il, qu'il n'y

» a pas lieu d'entretenir une seconde fois l'Académie de votre
» mémoire. Un des plus compétents parmi les Académiciens,
» M. Mêlier, en a pris connaissance, le Conseil d'hygiène en a
» été saisi, et il a été reconnu qu'il ne fournissait pas matière
» à faire un nouveau rapport. »

A tout cela j'objectai qu'il eût été charitable de me faire
six mois plus tôt une semblable déclaration.

Il me fut répondu : « En ce temps-là, le moment n'était pas
venu de vous la faire. »

Je fis observer alors à M. Boudet que, dans l'intérêt de l'Académie, je déplorais une décision qui allait me placer dans la nécessité absolue de dire et de prouver que ses membres, sauf de
rares exceptions, étaient complétement ignorants de la question
qu'on allait leur faire écarter; que, quant à moi, je ne pouvais
m'en prendre qu'au Rapporteur de la Commission, instruit par
mes soins, lequel, plus tard, aurait, sans nul doute, à répondre
aux justes reproches de ses collègues, mécontents à bon droit
du rôle qu'il aurait fait jouer à l'Académie, à son insu.

A tout cela, M. Boudet répliqua vivement : « Je ne demande
» pas mieux que de faire un rapport, mais adressez-vous aux
» membres de la Commission pour qu'ils m'en fassent la de-
» mande. Je ne puis, moi, prendre une telle responsabilité ;
» un nouveau rapport est menacé d'une opposition très vive,
» et parmi les opposants, *j'ai trouvé mon meilleur ami.* »

Cet étrange argument employé par le Rapporteur d'une Commission de l'Académie rend désormais tout commentaire su-
perflu.

Je me bornerai donc à soumettre à Vos Excellences : 1° ma
correspondance avec M. Boudet ; 2° celle que j'ai échangée avec
MM. Bouillaud, Poggiale et Bussy, les trois membres de l'Académie, qui, seuls, ont fait opposition aux conclusions favorables
du rapport lu par M. Boudet dans la séance du 28 janvier 1862 ;
3° enfin, copie de la lettre que j'adresse à M. Mêlier, dont l'o-
pinion sert de prétexte à la déclaration de fin de non-recevoir
contre laquelle je m'élève.

Ces divers documents dont, au besoin, je pourrais considé-
rablement augmenter le nombre, rapprochés du mémoire que
j'adresse, individuellement, à tous les Académiciens, forment
l'exposition complète et intelligible de la situation ; aussi, mon
espoir est-il que Vos Excellences veuillent bien en prendre connaissance.

La lutte que, depuis tant d'années, je soutiens d'une façon

courtoise, à part, peut-être, quelques vivacités aisément justi-
fiables et que d'ailleurs je regrette, est avant tout, qu'on me
permette de le dire, une discussion d'un ordre scientifique
élevé. Ma proposition n'est pas établie seulement, je crois du
moins l'avoir prouvé, sur des hypothèses plus ou moins ingé-
nieuses, comme le pensait au début M. Boudet, qui a cessé
de nier sa valeur du jour où j'ai eu la bonne fortune de pouvoir
opposer un argument à chacun de ses arguments.

Je viens donc instamment solliciter Vos Excellences de vouloir bien m'accorder l'aide et l'appui dont je ne peux plus me
passer si je veux, jusques au bout, dans l'intérêt seul de l'Académie de médecine et des hommes honorables qui la composent,
éviter de rendre public un débat qui devra cependant, tôt ou
tard, profiter à celui qui l'a entrepris, non, comme on n'a pas
craint de le lui dire, dans une vulgaire pensée de lucre, mais
pour le soin de sa réputation et pour le bien de l'humanité.

J'ai l'honneur d'être,
Messieurs les Ministres,
de Vos Excellences,
le très-humble et très-obéissant serviteur.

Paris, le 1er août 1862.

A M. F. BOUDET.

Monsieur,

Vous êtes nommé de nouveau Rapporteur de la Commission
chargée d'examiner un mémoire que j'ai eu l'honneur de soumettre au jugement de l'Académie de médecine.

Je suis doublement heureux, Monsieur, de cette nomination,
car elle me fournit une occasion nouvelle de vous remercier de
votre bienveillance passée, et me donne l'espérance, ayant pour
juge un homme éclairé, connaissant à fond la valeur de mon idée
et l'ayant une fois déjà approuvée dans un premier rapport, que
le second ne me sera pas moins favorable et qu'il aura cette
fois le pouvoir d'entraîner les suffrages de l'Académie.

Vous savez, Monsieur, quels ont été mes travaux, mes sacrifices pour le triomphe d'une idée. Aujourd'hui je crois enfin pouvoir compter sur la solution tant attendue ; ce n'est plus, à mon sens, qu'une question de temps, mais cette question est encore bien grosse, vu la position difficile qui m'est échue.

Je viens donc, Monsieur, vous adresser une prière.

Il dépend de vous seul que ma proposition soit promptement présentée à l'examen de la Commission et au jugement de l'Académie. Je vous en prie, Monsieur, veuillez terminer aussitôt que possible votre rapport que l'Académie attend et désire, j'en suis sûr, pour mettre fin à une situation pénible pour tous. S'il m'est favorable, ce dont je ne doute pas, je le répète, il fera faire à la science médicale un grand pas dont tout l'honneur vous reviendra. Vous aurez ainsi, et c'est votre conviction, rendu un éminent service à l'humanité, et vous vous serez acquis des droits éternels à la reconnaissance de

Votre tout dévoué serviteur.

Paris, 9 septembre 1862.

A M. F. BOUDET.

—

Monsieur,

Permettez-moi de vous communiquer certains faits particuliers qui peuvent ne pas être venus à votre connaissance et qui ne sont pas sans importance pour le bien de ma cause.

J'ai appris qu'un revirement considérable s'est produit à mon sujet dans l'opinion des membres de l'Académie. Quelques-uns m'ont adressé des malades, d'autres m'ont fait l'offre d'expérimenter en leur présence. Tous, en un mot, paraissent soupçonner, si même ils n'en sont tout à fait sûrs, que ma proposition et son auteur sont dignes de quelque attention et d'un peu d'intérêt.

Je suis véritablement heureux d'avoir à vous faire part de ce changement survenu dans l'opinion de mes juges naturels; à vous, Monsieur, qui, le premier avez bien voulu admettre la

valeur réelle de mes travaux, et reconnaître que, si mon espérance légitime est d'en retirer des moyens d'existence pour ma
famille, j'ai en même temps un autre but plus élevé.

Laissez-moi vous le dire, Monsieur, je crois être arrivé au
terme de la lutte courtoise que je soutiens depuis trop longtemps
avec l'Académie. Un seul pas me reste à franchir pour atteindre
au but de tant d'efforts, mais ce pas, vous seul pouvez m'aider
à le faire ; ne vous étonnez donc pas et surtout ne soyez pas
fâché, Monsieur, de mon insistance à réclamer de votre bienveillance la prompte solution que j'attends de votre rapport qui,
s'il m'est favorable, comme je l'espère, réunira sans aucun
doute les suffrages de la Commission, laquelle, à son tour, par
son unanimité vaincra les scrupules de l'Académie tout entière
et déterminera un vote tel que je le désire.

Encore une fois, Monsieur, je vous en prie, ne vous formali-
sez pas de ma prière ; ce n'est pas un ambitieux qui vous presse
ici de donner satisfaction à son orgueil ; c'est un honnête
homme, un père de famille, qui a tout sacrifié à la science,
mais qui, malheureusement, ne peut plus rien lui sacrifier et se
voit au contraire impérieusement contraint à demander les
compensations dont il ne peut plus se passer.

Permettez-moi, Monsieur, de vous transmettre les pièces ci-
incluses, lesquelles ne sont pas indifférentes au succès du débat
qui nous occupe.

C'est 1o Une lettre adressée par moi à Monsieur le Président
de l'Académie de médecine ; 2° copie d'une lettre de M. Bouillaud
en réponse à celle ci-dessus ; 3° copie de deux lettres que j'a-
dresse aujourd'hui même, l'une à M. Poggiale et l'autre à
M. Bussy.

En terminant, Monsieur, laissez-moi vous remercier une fois
de plus de toute la peine que je vous ai donnée et vous donne
encore en ce moment ; veuillez croire, Monsieur, que je n'ou-
blierai jamais, si j'ai le bonheur de réussir, que c'est à vous
principalement que je le devrai, et que je vous en garderai une
vive et durable reconnaissance.

Agréez, Monsieur, mes respectueuses salutations.

Paris, 3 octobre 1862.

A M. F. BOUDET.

—

Monsieur,

La lettre que j'ai eu l'honneur de vous écrire le 9 septembre dernier, était accompagnée, il vous en souviendra sans doute, des copies de diverses lettres adressées par moi à MM. Bouillaud, Bussy et Poggiale, et, en outre d'une copie de la réponse qu'avait bien voulu me faire parvenir M. le Président de l'Académie.

Permettez-moi, Monsieur, de vous transmettre aujourd'hui la réponse que j'ai reçue de M. Poggiale.

J'ose espérer que les termes tout bienveillants dans lesquels cette lettre est conçue, vous seront la preuve évidente que mon idée a fait un grand pas dans l'esprit des membres composant l'Académie; puisque les réserves de mon adversaire le plus redoutable ne portent en aucun point sur le côté scientifique de la question, mais seulement sur cette malheureuse affaire de publicité, que vous connaissez dans ses moindres détails et que vous savez être sans actualité, aujourd'hui que les raisons qui m'avaient poussé à en armer mon désespoir, semblent ne plus exister, et ne devoir jamais renaître.

Vous voudrez donc bien, Monsieur, tirer de cette lettre les inductions qu'elle comporte; mon devoir, dans la circonstance, est de ne vous laisser rien ignorer de ce qui a trait à ma cause; et, si je vous écris aujourd'hui, c'est seulement pour accomplir ce devoir, croyez-le bien, et non point pour vous importuner au sein de vos travaux, par le récit, peu neuf pour vous, des anxiétés de l'attente où je suis.

En effet, Monsieur, à vous qui, dès longtemps, êtes initié à mes travaux, à mes luttes, à mes espérances, que pourrais-je ajouter qui vous rendît ma cause plus sympathique?

Je laisse à votre cœur le soin de vous rappeler ce que vaut le temps dans ma situation pénible; il vous dira, je n'en doute pas, que chaque jour, que chaque heure dont vous hâtez la solution que j'attends depuis si longtemps, sera pour moi un jour, une heure de souffrance épargnée; il vous montrera un chercheur légitimement désireux de voir couronner ses efforts ; sa famille et lui-même subissant depuis douze années les plus rudes épreuves. Il vous rappellera enfin le bien qui résulte pour l'humanité de tout progrès scientifique ; et vous, Monsieur, dont l'esprit élevé est si bien fait pour apprécier à leur valeur les choses du cœur et de l'intelligence, vous ne négligerez rien, j'en suis sûr, pour trancher au plus tôt une question intéressante entre toutes, et à tant de titres divers.

Veuillez agréer etc....

———————

Paris, 19 novembre 1862.

A M. F. BOUDET.

—

Monsieur,

A la suite de notre entrevue de jeudi dernier, la pensée me vint de rédiger, pour ensuite vous le soumettre, un projet de rapport à l'Académie.

J'ai l'honneur, Monsieur, de vous faire parvenir mon travail ; j'ose espérer que vous voudrez bien en prendre lecture, et qu'il pourra vous être de quelque utilité pour la rédaction du rapport me concernant, auquel vous avez sans doute l'extrême bienveillance de travailler en ce moment.

Vous verrez, Monsieur, que mon travail n'est qu'une simple paraphrase du rapport lu par vous à l'Académie en janvier dernier; je l'ai augmenté seulement de quelques arguments nouveaux qui découlent du point de vue physiologique de la question et que, du reste, j'ai avancés déjà, dans mon dernier mémoire à l'Académie.

Un seul mot encore, Monsieur, ou mieux une prière.

Faites, je vous en supplie, que votre rapport soit lu par vous à la Commission d'ici à la fin de novembre.

Disposez de moi, Monsieur, s'il vous faut des renseignements ou si vous avez besoin d'expériences à l'appui des faits que j'avance.

Je vous l'ai dit, Monsieur, mon sort est entre vos mains,

vous pouvez, à votre gré, prolonger ou faire cesser la situation pénible où vous savez que je me trouve.

C'est à votre cœur que je m'adresse et, j'en suis sûr, je ne le ferai pas vainement; permettez donc, Monsieur, qu'après m'être excusé de mes importunités, hélas ! bien involontaires, je vous assure d'avance, en retour de vos bontés pour moi, de l'éternelle gratitude de votre serviteur bien dévoué (1).

Paris, 9 juillet 1862.

A M. BOUILLAUD,

PRÉSIDENT DE L'ACADÉMIE DE MÉDECINE.

—

Monsieur et très-honoré Maître,

Permettez moi de vous entretenir une fois encore de mon fâcheux débat avec l'Académie de médecine; mais avant tout, laissez-moi vous faire des excuses relativement à certains écarts de style, que vous avez pu considérer à bon droit comme autant d'inconvenances, et que je vous prie de vouloir bien considérer, seulement comme l'expression, trop vive sans doute, de la déception d'un chercheur qui se voit repoussé systématiquement et sous des prétextes complétement illusoires, après douze années de travaux, de luttes et de sacrifices.

Mais je m'aperçois que j'allais encore me laisser entraîner à des paroles amères, et je m'arrête.

En prenant la plume aujourd'hui, Monsieur et honoré Maître, ma seule intention est, je le répète, de vous prier d'accepter les excuses que je crois vous devoir, et de m'adresser à votre esprit, à votre cœur, pour vous demander non pas une réussite accordée à ma seule persévérance dans la lutte, mais la justice due à tout homme qui, comme moi, a consacré sa vie au triomphe d'une bonne et noble cause.

Vous pouvez beaucoup, cher Maître, pour me faire obtenir cette justice que je réclame; et, je n'en doute pas, vous m'ac-

---

(1) La réponse de M. F. Boudet a été la déclaration de fin de non-recevoir du 31 janvier dernier.

corderez votre haute intervention, car vous voudrez rendre service à un homme qui se croit méritant, et contribuer, s'il l'est en effet, au bien-être de l'humanité, et ne voudrez pas permettre que, sous votre Présidence, l'Académie de médecine commette plus qu'une grande injustice, une grande faute.

Recevez, Monsieur et très honoré Maître, l'assurance de mon respectueux dévouement.

Paris, 10 juillet 1862.

RÉPONSE DE M. BOUILLAUD.

Monsieur et cher Confrère,

Vous avez bien voulu m'adresser une fois déjà votre lettre à MM. les Membres de l'Académie de médecine. Je l'ai lue alors d'un bout à l'autre. Dans une lettre datée du 9 de ce mois (lettre accompagnée d'une nouvelle copie de celle indiquée ci-dessus), vous me demandez la justice due à tout homme qui, comme vous, a consacré sa vie au triomphe d'une noble cause.

Je ne puis vous répondre ici qu'en ma qualité de confrère ; or, comme tel, je ne puis que vous engager à persévérer (et si ce n'était violer la loi de la modestie, peut-être me serait-il permis d'ajouter que je figure, humblement, il est vrai, parmi ceux qui vous en ont donné l'exemple). En vous engageant ainsi à persévérer, je suppose que vous avez, comme vous le dites, consacré votre vie au triomphe d'une noble cause, et il m'est doux de croire que ma supposition n'est pas contraire à la vérité. Mais vous conviendrez, Monsieur et cher Confrère, que je ne suis pas assez profondément initié à tout ce qui vous concerne, pour juger ici, selon la loi de toute ma vie médicale, d'après exacte connaissance de cause.

Quant au Président de l'Académie, que vous auriez dû, je le pense du moins, ne point faire figurer dans une discussion qui lui est absolument étrangère, il sait quels sont ses devoirs, et il n'y faillira pas.

J'espère, cher Confrère, que vous me tiendrez compte de

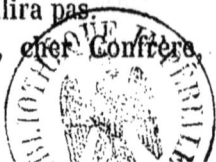

2

cette réponse et que désormais, sous aucun rapport, vous ne me comprendrez parmi ceux auxquels vous croyez devoir en appeler, dans l'affaire dont il s'agit.

Votre affectionné Confrère,

Signé : BOUILLAUD.

Paris, 23 août 1862.

A M. BOUILLAUD.

—

Monsieur et honoré Maître,

J'ai reçu la lettre toute bienveillante que vous avez eu la bonté de m'écrire le 10 juillet dernier, et je viens vous prier d'accepter mes bien vifs remercîments pour les consolations et les encouragements que j'y ai trouvés, entourés il est vrai de réserves ; mais ces réserves je les comprends, et je vous demande seulement la permission d'y répondre.

Souffrez donc que, pour les besoins de ma cause, je vous entretienne de votre œuvre, cher Maître, et si, comme je le crois, j'en juge sainement, vous serez d'avis, je l'espère, que le but que je me propose n'est que le simple, mais utile corollaire de vos travaux.

Avant que l'action physiologique et thérapeutique des émissions sanguines fût réglementée par vous, les praticiens en faisaient usage parce que l'expérimentation avait démontré les bénéfices de ce procédé curatif, mais ils n'agissaient que par approximation, car ils n'avaient pas saisi la corrélation qui existe entre les états physiologiques et pathologiques qu'elles déterminent; ils faisaient bien usage de la saignée générale, mais de la même façon qu'ils se servent aujourd'hui de l'excitation physiologique provoquée par les médicaments dits irritants, révulsifs, etc., c'est-à-dire qu'ils ne savaient pas plus doser l'action de la saignée qu'ils ne savent, de nos jours, doser celle du vésicatoire.

Les règles thérapeutiques méthodiquement établies par vous sont encore à ce point méconnues, que, dans un service des hôpitaux, on se vante de ne faire une saignée que tous les trois ans.

Combien peu de médecins savent aujourd'hui employer utilement les émissions sanguines?

Maintenant, cher Maître, voyons en quoi consiste mon idée :

J'ai eu la bonne fortune de reconnaître dans l'action physiologique de l'iode un moyen d'augmenter l'excitation organique, comme vous avez trouvé, vous, dans l'action physiologique résultant de la saignée, un moyen de la diminuer.

Vous avez rendu méthodique la diminution d'organicité; et je voudrais, moi, rendre méthodique l'augmentation d'organicité ; seulement ne me sachant ni assez compétent ni assez autorisé pour établir sa réglementation dans la pratique médicale, j'ai dû, dans ma proposition à l'Académie, me borner à soumettre à son jugement les instruments favorables à sa production.

Dans une lettre que j'ai adressée aux membres de l'Académie, j'ai raconté l'enchaînement de mes recherches; comment j'ai été conduit à utiliser les propriétés de l'état naissant, et à disposer les préparations pharmaceutiques selon les lois scientifiques. Je crois avoir mis en complète évidence que l'iode en dissolution pour son administration thérapeutique est une préparation incomplète.

J'ai relevé l'erreur des chimistes qui affirment que l'iode, en s'unissant avec les matières organiques, forme de l'acide iodhydrique, ce qui est faux.

J'ai reconnu en outre que tous les médicaments qui forment une combinaison chimique avec la matière protéique, opèrent d'abord une action physiologique due aux propriétés de l'état naissant, c'est-à-dire à la production de chaleur et d'électricité, fluides qui se développent dans toute réaction chimique.

J'ai cherché ensuite à éclairer par l'étude de l'action physiologique de l'iode les caractères du fait chimique de l'état naissant, comme on a expliqué le fait physique de la tension des vapeurs, en étudiant les lois de la dilatation des vapeurs.

Cette étude de l'action physiologique de l'iode révèle toute une série de faits nouveaux ; les chimistes ont constaté que la combinaison de l'iode et d'une autre substance dégage de la chaleur et de l'électricité ; ils ont également reconnu que les corps à l'état naissant possèdent un surcroît d'affinité chimique ; mais ils n'ont pas dit que les propriétés de l'état naissant et la production de chaleur et d'électricité qui résulte de toute réaction chimique, sont une seule et même chose. Les lois qui régissent ces faits sont à déterminer, il est vrai ; mais dès maintenant on peut voir que l'action physiologique d'un corps qui peut s'unir au tissu organisé vivant, est le résultat, plus ou moins facile à saisir, de manifestations régulières de l'agent impondérable, et que cette action est dans une certaine proportion avec le degré d'affinité des corps, en dehors des effets de catalyse dont la nature échappe encore à l'appréciation.

L'étude de ces faits physiques et chimiques permet déjà d'entrevoir quelques-uns des secrets de la thérapeutique et explique plusieurs phénomènes physiologiques.

Je citerai un exemple à l'appui : on sait que l'oxygène de l'air introduit dans la circulation est brûlé ou mieux est assimilé, mais l'oxygène ordinaire ne s'unit pas aux matières organiques, et il faut que ce corps, modifié par un effet de catalyse, devienne oxygène électrisé ou ozone, pour que la combinaison soit possible.

Si vous voulez bien, cher Maître, prendre connaissance de mes communications adressées à l'Académie, vous remarquerez que j'ai exécuté, en ce qui concerne l'iode, une série d'expériences entièrement neuves; que les faits relatés sont appuyés de preuves matérielles en parfait accord avec les règles de la science contemporaine.

Jusqu'alors on s'en tenait à l'apparence des faits, moi je les analyse et je mets en lumière les phénomènes physiques et les transformations chimiques qui les accompagnent. Or, de cette analyse, il résulte que l'administration du plus grand nombre des médicaments n'est que l'application faite, sans le savoir, des propriétés de l'état naissant, c'est-à-dire la consécration de l'idée que j'ai soumise à l'Académie.

Maintenant, cher Maître que vous connaissez sommairement mes travaux, leur esprit et leur but, il me resterait bien, pour vous édifier tout à fait sur mon compte, à vous entretenir des détails de mon existence privée; mais ma main se refuse à décrire les incidents pénibles de la triste lutte que je soutiens depuis douze ans.

S'il vous plaît d'entendre le récit de mes misères de chercheur, veuillez m'accorder une entrevue, cher Maître, et je mettrai sous les yeux du Président de l'Académie de médecine des preuves qui lui permettront d'imposer silence à toute nouvelle opposition extra-scientifique.

En terminant, cher Maître, permettez-moi de vous réitérer mes remercîments, et veuillez croire à la respectueuse affection de votre très-humble et très-obéissant élève.

Paris, 25 août 1862.

RÉPONSE DE M. BOUILLAUD.

—

Cher Confrère,

Les misères des *chercheurs* me sont expérimentalement assez connues depuis plus de trente-cinq ans pour que je sache compatir à vos tribulations. Mais au delà des sympathies je ne puis rien pour les autres et je m'en afflige, car cela me consolerait de ne pouvoir rien pour moi-même, comme votre lettre, à défaut de tant d'autres témoignages, ne le prouve que trop.

Donc, pour abréger, car je n'aime pas à marcher depuis de longues années sur ce terrain, donc offrez à l'Académie des faits et des expériences à l'appui de vos doctrines, dont je ne saurais me constituer, quant à présent, le juge assez informé (mon incompétence n'est que trop notoire), et, comme Président, comme membre de l'Académie, comme confrère, je vous seconderai de mon mieux. Mais, dans votre intérêt, je ne saurais trop vous engager à vous faire appuyer par les hommes compétents, et aussi plus en faveur que moi, tant auprès *des forts* qu'auprès de l'opinion publique.

Je voudrais, cher Confrère, pouvoir plus, mais le pouvoir ne se donne pas. Bien à vous.

Signé : BOUILLAUD.

P. S. Quand vous le voudrez, vous pouvez me venir voir, soit à l'hôpital le matin de 8 à 9 heures, soit chez moi.

———

Paris, 9 septembre 1862.

A M. POGGIALE.

—

Monsieur le Professeur,

L'Académie de médecine ayant bien voulu reprendre l'étude d'une question que vous avez eu mission d'examiner il y a deux ans, et à laquelle, il y a sept mois, vous avez fait une opposition basée sur des motifs extra-scientifiques, je viens vous prier, Monsieur, de me laisser combattre un système d'autant plus fâcheux pour moi qu'il me paraît avoir pesé d'un plus grand poids, pour le rejet de ma proposition, que tous les arguments d'un autre ordre qui ont été développés contre l'adoption du rapport favorable de la Commission.

Une annonce faite par moi à la quatrième page des journaux, voilà seulement ce qui m'a valu votre opposition formelle.

Examinons donc ensemble, Monsieur le Professeur, jusqu'à quel point j'étais coupable en employant cette innocente publicité.

Je sais que trop souvent, de nos jours, l'annonce est le marchepied dont se servent les charlatans pour atteindre à la fortune ; et je reconnais que la combattre ainsi que vous le faites, chaque fois qu'elle se produit dans ces conditions, est chose juste et même méritoire. Mais dans la position exceptionnelle qui m'était faite par le refus formel de l'Académie, par la résistance invincible des Académiciens, pris isolément, et enfin par le refus d'attention des journaux spéciaux auxquels je m'étais adressé, que me restait-il à faire ? Pouvais-je abandonner bénévolement le fruit de dix années de travail ? Et quand bien même j'eusse consenti ce sacrifice, devais-je l'accomplir dans l'intérêt de la science et pour le bien de l'humanité ? Non ! en vérité, cela n'est pas soutenable.

Mais, m'a-t-on dit depuis, que ne persistiez-vous plutôt dans votre instance devant l'Académie ? J'avoue, Monsieur le Professeur, que cela eût été préférable et plus conforme surtout aux véritables élans de mon caractère. Il a fallu, je vous l'assure, de bien puissantes raisons pour me décider à agir différemment ; mais tout autre à ma place eût fait ce que j'ai fait. Quand un homme a tout sacrifié à une idée et que, près d'arriver au but, il se voit repoussé et seul aux prises avec la réalité, réalité qui pour moi se personnifiait en une femme et sept jeunes enfants, cet homme est bien excusable, je le crois, et vous en conviendrez, de vouloir hâter, par tous les moyens honnêtes, l'heure du succès si bien acheté et si réellement indispensable.

Maintenant, Monsieur le Professeur, que je vous ai donné toutes les raisons propres à ma justification et que, je l'espère du moins, vous n'êtes plus mon adversaire au point de vue extra-scientifique, permettez-moi de croire que, si je suis parvenu à vous convaincre au point de vue scientifique, j'aurai en vous, à l'avenir, un puissant protecteur de plus.

Vous disiez à l'Académie, le 19 juin 1859, ces paroles mémorables : « Si la chimie ne rend pas encore les services qu'on
» attend d'elle, c'est, comme on l'a fait remarquer ailleurs, la
» faute du temps, et non celle d'un principe. Les générations
» futures feront ce que nous n'avons pas fait ; car, si les grands
» travaux qui honorent notre siècle pouvaient être inutiles, il
» faudrait désespérer de l'avenir de la médecine. »

Je crois avoir fait une heureuse application des grands travaux dont vous parlez, travaux auxquels vous avez pris vous-même une si large part ; je ne doute donc pas de l'adoption par l'Académie d'une innovation qui doit contribuer, quoique dans une faible mesure peut-être, à l'avenir de la médecine.

Je me tiendrais pour très honoré, Monsieur, s'il vous était agréable de réclamer de moi des expériences ou explications à l'appui de mon opinion, et je m'empresserais de vous satisfaire dans la limite de mes forces.

Je vous prie d'agréer, Monsieur le Professeur, l'assurance des sentiments d'estime et de considération de votre très-humble et très-obéissant serviteur.

Paris, 12 septembre 1862.

RÉPONSE DE M. POGGIALE.

Monsieur,

J'ai combattu les conclusions de la Commission chargée de faire un rapport sur vos travaux, pour rester fidèle à mes principes.

Depuis longtemps, en effet, je suis convaincu, comme tant d'autres, que l'annonce et le charlatanisme enlèvent au Corps médical et pharmaceutique la considération qu'ils devraient avoir et compromettent même l'existence d'un grand nombre de nos confrères.

Je n'avais pas l'honneur de vous connaître, je n'avais même jamais entendu parler de vous, et vous ne devez pas être étonné qu'ayant vu votre nom à la quatrième page des journaux politiques, je sois devenu votre adversaire.

Les renseignements que vous voulez bien me donner sur ces annonces et particulièrement sur votre position de fortune sont des circonstances très-atténuantes qu'un père de famille sait apprécier ; mais, pour que je renonce à mon opposition, il faut que vous renonciez vous-même à un moyen de publicité qui est funeste au Corps tout entier et souvent même aux individus qui ont le malheur de l'employer.

Continuez à travailler, suivez la voie la plus digne et la plus honorable, ne songez plus à une publicité qui n'enrichit d'ailleurs que ceux qui ont 50 ou 60,000 francs à dépenser en annonces, et soyez convaincu que le concours des hommes honnêtes ne vous fera pas défaut. Dans ces conditions, je serai heureux de pouvoir vous être utile.

Veuillez agréer, Monsieur, l'assurance de mes sentiments les plus distingués.

Signé : POGGIALE.

Paris, 9 septembre 1862.

A M. BUSSY.

Monsieur et très-honoré Maître,

Aujourd'hui que l'Académie de médecine a jugé devoir reprendre l'examen de ma proposition, j'ai l'honneur de placer sous vos yeux les motifs du malentendu scientifique par suite duquel vous avez combattu, le 28 janvier 1862, les conclusions d'un rapport qui m'était favorable. Par ce moyen, cher Maître, j'espère vous ramener à ma cause que je persiste à croire bonne ; et, si j'ai le bonheur de réussir, ce n'est pas un mince résultat que j'obtiendrai ; car, en raison de vos vastes connaissances spéciales, vous pouvez être un de mes plus redoutables adversaires ; d'autant plus redoutable même que votre extrême bienveillance si connue ne permettra jamais à personne de penser que vous avez dispensé le blâme autrement qu'au point de vue scientifique.

Si donc vous y consentez, cher Maître, je vais, aussi succinctement que possible prendre la question de ce côté.

Quand vous avez cherché à vous rendre compte de mon idée et, quand en opérant le mélange des solutions iodogènes, vous avez dégagé de l'iode, vous lui avez, en effet, trouvé les caractères que vous avez indiqués. Je dois convenir que, pour ne pas aborder la question physiologique que je voulais réserver, j'ai laissé obscur ce qui justement devait être la preuve de mes assertions ; de sorte que dans la limite que j'avais fixée à ma proposition, vous avez pu invoquer contre elle les excellentes raisons que vous avez fait valoir.

Permettez-moi de vous dire aujourd'hui pour ma justification quelles espérances je fondais sur ce rapport et quel étonnement m'a causé votre opposition.

Depuis plusieurs années je suis dans l'impuissance de continuer mes travaux, car, je n'ai pas honte de l'avouer, les éléments de travail me font défaut ; ne pouvant donc isoler l'iode électrisé et montrer dans l'ordre physique les analogies de l'ozone et de l'iode naissant, je me suis vu obligé à m'en tenir aux preuves que vous aviez le droit de récuser.

Je demandais simplement à l'Académie de médecine l'équivalent de la protection que le Gouvernement accorde aux inventeurs, à défaut d'autres avantages refusés aux découvertes qui intéressent l'art médical et la santé publique.

Or, l'Académie, sur votre avis, a refusé son approbation à l'innovation thérapeutique que j'avais soumise à son jugement et que sa Commission avait jugée scientifique. Je me suis donc vu forcé de discuter votre opposition dans une lettre collective adressée par moi aux membres de l'Académie.

Permettez-moi, cher Maître, de reprendre aujourd'hui, avec vous seul, cette lutte courtoise.

Vous m'accorderez certainement que, jusqu'à ce jour, on a considéré l'iode comme un remède contre certaines maladies ; l'idée du remède est écrite dans la loi ; or l'iode n'est pas un remède ; donc, toutes les préparations pharmaceutiques qui utilisent aujourd'hui ce médicament ayant été disposées en vue du remède, il faut les accueillir ou les repousser, suivant qu'elles sont bonnes ou mauvaises au point de vue physiologique. J'ai signalé leurs imperfections et indiqué des formules faites en vue d'importer dans le domaine médical les propriétés d'un fait chimique reconnu.

Il vous suffira de considérer l'ensemble des phénomènes qui

se produisent dans l'action thérapeutique de l'iode, pour reconnaître que, si je n'ai pas suffisamment mis en lumière les différents effets qu'il détermine sur l'économie, je les ai du moins dénoncés, mettant ainsi la médecine en demeure d'abandonner l'idée du remède auquel elle ne croit pas, et d'entrer franchement dans la voie de la thérapeutique physiologique, à laquelle elle vise et ne saurait arriver au moyen des préparations pharmaceutiques actuelles.

Jugez-en vous-même. L'iode s'unit à la matière protéique ; mais on ne le dit ni on ne l'explique en médecine ; le produit est absorbé dans certaines conditions et il résulte de la combinaison et de l'absorption du médicament un état physiologique particulier. Ce n'est donc pas la préparation pharmaceutique contenant le médicament, qu'il faut opposer à l'état pathologique, mais bien l'état physiologique provoqué. Eh bien, c'est ce qui ne se fait pas et n'a pas été possible jusqu'à ce jour.

Or, je vous le demande, cher Maître, la préparation et l'administration des médicaments ne doivent-elles pas dépendre de la seule habileté de l'homme de l'art ?

En dehors de ces considérations, il en est plus d'une encore que je puis faire valoir à l'appui de ma proposition, et que vous avez saisies déjà. Si l'iode s'unit à la matière protéique, la combinaison donne naissance aux phénomènes physiques inhérents à toute réaction chimique, et il faut étudier au même titre non-seulement les phénomènes physiques qui accompagnent la combinaison de la protéine et de l'iode, mais aussi ceux qui sont possibles dans l'union de la protéine avec tous les médicaments altérables à son contact.

Or, ils se résument par un dégagement de chaleur et d'électricité ; et l'absorption inoffensive de la combinaison d'iode et de protéine démontre que l'action de l'iode réside principalement dans l'action chimique. La conséquence de ceci est qu'il faudra étudier l'action physiologique locale de tous les agents médicamenteux qui se combinent avec la protéine et dégagent de la chaleur et de l'électricité, et rechercher leurs coefficients d'excitation, de même qu'on a recherché les coefficients de dilatation des métaux, par exemple, (l'action catalytique de la substance absorbée étant réservée).

Quand on sera parvenu à produire une action physiologique et à la graduer, il faudra encore trouver le moyen de l'opposer à des états pathologiques appréciables, pour mettre les praticiens en mesure de faire de la médecine physiologique comme ils en ont la louable intention.

Vous voyez, cher Maître, que, pour juger de ce qui précède, à savoir que les corps, en se combinant, développent de la chaleur et de l'électricité et qu'il faut, dès lors, rechercher les meilleurs moyens d'opérer ce dégagement, vous voyez, dis-je, qu'il est indispensable d'être physicien et chimiste. Vous accepterez encore qu'il faut nécessairement être pharmacien pour disposer le médicament en vue d'opérer une action sur l'économie, et que le thérapeutiste peut seul appliquer utilement les prescriptions du physiologiste.

Voilà en quelques mots l'exposé complet de ma proposition à l'Académie ; or, permettez-moi de vous le dire, cher Maître, l'opposition des Académiciens vient de ce qu'ils l'ont trop examinée à leur point de vue particulier, au lieu de la juger au point de vue général scientifique, c'est-à-dire en vue du pas qu'elle peut faire faire à l'art de guérir.

J'ose croire que ce qui précède vous aura pleinement convaincu de son importance réelle ; mais, s'il vous plaisait, pour éclairer mieux encore votre religion, de me demander des explications à l'appui de mes assertions, j'en serais véritablement heureux, croyez-le bien, et je m'empresserais de répondre à à votre premier appel (1).

Recevez, etc., etc.

Paris, le 12 mars 1863.

A M. MÉLIER,
MEMBRE DU CONSEIL D'HYGIÈNE.

—

Monsieur,

J'ai su, par M. F. Boudet, Rapporteur de la Commission des remèdes secrets et nouveaux, qu'un travail présenté par moi à l'Académie de médecine, vous a été communiqué, d'après votre demande, et qu'en suite de cette remise, le Conseil d'hygiène, tout entier, s'est livré à l'examen de ma proposition ; or, je puis bien vous l'avouer, Monsieur, dans ces faits, j'ai cru voir la preuve d'une intervention ministérielle, intervention que,

(1) Cette lettre est restée sans réponse.

d'ailleurs, j'avais sollicitée, et dont je le suppose, vous avez été l'organe.

Mais il se peut que je me trompe, et que votre immixtion en cette affaire ait été seulement le résultat de votre initiative ; quoiqu'il en soit, Monsieur, l'opinion émise par vous ne m'est pas favorable, je le sais, et M. Boudet s'en autorise aujourd'hui, pour motiver le refus de présenter, sur la question, un nouveau rapport à l'Académie, à moins, toutefois, *que ses collègues de la Commission ne lui en fassent la demande.*

C'est dans ces circonstances, Monsieur, que je viens vous adresser une prière : celle de m'accorder un entretien devenu indispensable pour éclairer votre religion qui a été surprise.

Persuadé que votre qualité de membre de l'Académie de médecine ne vous fera pas me priver de la bienveillance que l'on dit si gracieusement accordée par vous à tout confrère, j'ose espérer, Monsieur, que vous voudrez bien différer d'envoyer votre rapport aux Ministres, jusqu'au jour où, par des explications verbales et écrites, j'aurai pu vous édifier complétement sur la question ; et je ne doute pas, si j'ai le bonheur de vous convaincre, que vous ne me prêtiez, à l'avenir, votre appui éclairé.

En attendant l'honneur de vous voir, veuillez agréer, Monsieur, l'assurance de ma respectueuse considération.

A Sa Majesté l'Empereur.

Sire ,

Je supplie Votre Majesté de me permettre, une seconde fois, de l'entretenir du débat que je soutiens depuis quatre ans, devant l'Académie de médecine.

En réponse à ma première communication, j'ai reçu avis, émanant du Cabinet de Votre Majesté, que ma demande avait été renvoyée à un examen spécial ; mais il y a bientôt une année de cela, et depuis lors, toutes mes tentatives n'ont pu aboutir à me faire connaître le résultat de cet examen.

Mes nombreuses instances auprès des Ministres de Votre Majesté et auprès des membres de l'Académie de médecine, n'ont pas été plus heureuses ; les uns et les autres, je le crois fermement, n'ont pas l'exacte connaissance des faits de ma cause , sans quoi , bien que de nos jours l'opinion n'épargne guère ses critiques aux Académies, je ne puis supposer que la majorité des Académiciens, mes juges naturels, n'eussent pas reconnu la valeur de ma proposition, qui constitue un progrès scientifique incontestable, et encore moins qu'ils eussent voulu en empêcher la réalisation ; comme aussi, je ne puis penser que les Ministres de Votre Majesté, si connus pour favoriser les artistes et les savants, aient cru devoir, seulement en ce qui me concerne et pour complaire à l'Académie, déroger à leur noble et généreuse coutume.

Pourtant, et j'en veux faire juge Votre Majesté, certaines circonstances ne seraient-elles pas de nature à jeter le doute dans les esprits?

Comment se peut-il, par exemple, que je n'aie été informé de la bienveillante intervention de Leurs Excellences les Ministres que du moment où l'opinion de leur mandataire, membre du Comité d'hygiène et de l'Académie, opinion évidemment suspecte de légèreté si elle ne l'est de parti pris, — car, il ne pouvait en quelques heures connaître d'une science qui demande des années d'études, — servait de prétexte au Rapporteur d'une Commission de l'Académie pour formuler une fin de non-recevoir non motivée, sur laquelle, au surplus, après avoir entendu mes observations, il jugeait prudent de revenir.

Sire, la lutte que je soutiens depuis tant d'années a épuisé mes forces; je n'ai d'espoir qu'en la haute sagesse et l'inépuisable bonté de Votre Majesté.

J'adresse en ce moment même, à Leurs Excellences les Ministres ainsi qu'à tous les membres de l'Académie, un mémoire dont les conclusions scientifiques sont, je le crois, irréfutables, et dans lequel je fais un suprême appel à leur attention et à leur bienveillance.

Que Votre Majesté daigne s'intéresser aux misères d'un pauvre chercheur; qu'Elle daigne ordonner qu'il me soit donné de nouveaux juges éclairés, impartiaux; que le débat, repris par eux, soit cette fois rendu public, et, je n'en doute pas, grâce à Votre Majesté, la vérité triomphera enfin pour l'honneur de la science et le bien de l'humanité.

J'eusse pu déjà, en appeler au jugement de l'opinion publique, mais j'ai cru de mon devoir de demander, une fois encore, aide et protection à Votre Majesté.

Sire, c'est avec la plus entière confiance que j'attends votre réponse, et c'est avec le plus profond respect que je suis,

de Votre Majesté,

le fidèle serviteur et sujet.

EXTRAITS

DES

ACTES DE L'ACADÉMIE DE MÉDECINE ET DE MA CORRESPONDANCE

AVEC LES RAPPORTEURS DES COMMISSIONS.

NOTIFICATION à M. BERNARD, *Médecin, rue Montmartre*, 161 , *d'une décision de l'Académie Impériale de Médecine.*

L'an mil huit cent cinquante-neuf, le cinq octobre,

Nous, Gustave Martinet, commissaire de police de la ville de Paris, plus spécialement chargé de la section Vivienne :

En exécution des instructions de M. le Préfet de police, en date du vingt-neuf septembre dernier,

Notifions à M. Bernard, médecin, rue Montmartre, n° 161,

Que l'Académie Impériale de médecine, après examen de plusieurs solutions qu'il lui a soumises et à l'aide desquelles il prétend produire l'iode naissant, a déclaré qu'il n'apportait à l'appui de son système aucune observation relative à son application, qu'il n'y a rien de nouveau dans ses formules, que leur utilité n'est démontrée d'aucune façon, et qu'enfin il n'y a pas lieu de faire aux dites formules l'application des décrets du 18 août 1810 et 3 mai 1830 ;

Rappelons à M. Bernard que sa qualité de médecin lui donne seulement le droit de prescrire ou de formuler les médicaments dont la préparation appartient exclusivement aux pharmaciens pourvus du diplôme légal ;

Et pour que le dit sieur Bernard n'en prétende cause d'ignorance, nous lui avons laissé la présente copie de notre procès-verbal de notification.

Le Commissaire de police,
Signé: MARTINET.

Paris, 29 septembre 1860.

Cher Confrère,

Je ne suis que le Rapporteur d'une Commission de trois membres. Mes dispositions personnelles étant que la forme sous laquelle vous proposez l'emploi de l'iode mérite d'être expérimentée, la présomption étant en sa faveur, je réunirai la Commission entière et lui soumettrai la question.

Quant à la note supplémentaire ou second mémoire dont vous m'avez donné communication, je vous engage à en saisir régulièrement l'Académie, en le lui adressant, soit comme supplément au premier travail, soit pour le remplacer, en demandant à reprendre le premier mémoire.

Tout à vous,

Signé : CHATIN.

Paris, 29 novembre 1860.

Cher Confrère,

N'ayant pu faire prévaloir mes sentiments au sein de la Commission, dont la majorité a décidé qu'il n'y avait pas lieu de faire un rapport, j'ai remis les pièces à M. Poggiale et déclaré que je me retirais.

Votre dévoué Confrère,

Signé : CHATIN.

Paris, le 12 juin 1861.

Monsieur,

J'ai lu la lettre que vous m'avez adressée le 10 juin et que je n'ai pu recevoir que ce matin ; vous me demandez *si vous pouvez espérer un rapport et vers quelle époque.*

Il m'est absolument impossible de vous fixer à cet égard. J'ignore complétement si la Commission sera disposée à modifier le premier rapport qui a été fait sur votre communication. Tout ce que je puis vous promettre, c'est d'insister auprès du Rapporteur pour qu'il hâte son travail et de lui donner la parole, le plus tôt possible, dès que son projet aura reçu l'approbation de la Commission.

Recevez, Monsieur, l'assurance de ma considération distinguée.

Signé : ROBINET,

Président de l'Académie de médecine.

Paris, 19 septembre 1861.

Monsieur,

J'ai lu avec beaucoup d'attention la note que vous avez déposée chez moi ; les considérations que vous y avez exposées sont intéressantes, mais elles ne répondent pas à la demande que je vous ai adressée et que vous avez reproduite en tête de votre écrit.

L'oxygène ordinaire, l'oxygène de l'air reste longtemps en contact avec les matières organiques contenues dans l'air ou dans l'eau sans les brûler. L'oxygène ozoné ou l'oxygène naissant tel qu'il est fourni par les hypochlorites et les permanganates alcalins les brûle immédiatement.

Voilà un fait qui démontre la différence d'action de ces deux oxygènes. Montrez-moi un fait équivalent à celui-là pour l'iode naissant, montrez-moi qu'il agit sur la peau, comme vous me l'avez proposé, autrement que l'iodure ioduré de potassium, à proportions égales ou que l'iode très divisé, j'aurai une base d'appréciation ; autrement je n'ai à juger que des hypothèses plus ou moins spécieuses, et ce n'est pas sur des hypothèses, mais sur des faits, ou au moins sur un fait démontré, que je puis faire un rapport utile à l'Académie.

Veuillez recevoir, Monsieur, l'expression de mes sentiments ès distingués.

Signé : F. BOUDET.

Paris, 8 novembre 1861.

Monsieur,

J'ai été retenu à la campagne pendant sept semaines par les suites d'une chute très violente dont je ne suis pas encore tout à fait remis.

J'aurais voulu, pendant les quelques jours que je viens de passer à Paris, vous voir chez vous ou chez moi pour répondre à votre lettre ; mais marchant difficilement, étant obligé de me ménager beaucoup, je n'ai pas pu réaliser mon projet, et je vais encore passer une dizaine de jours en Normandie pour achever de me rétablir. Je ne pourrai donc vous voir qu'à mon retour. Je n'ai pas voulu attendre jusque-là pour vous dire qu'ayant trop de travaux sur les bras, je ne pourrai pas m'associer à vos recherches. Je dois aussi vous déclarer que, malgré toute ma bonne volonté et ma sympathie pour votre position pénible, je ne vois aucun moyen de faire sur votre mémoire un rapport concluant à l'application des décrets.

Ce travail intéressant ne comporte qu'un rapport scientifique qui ne me paraît pas pouvoir vous être d'un grand secours.

Je suis désolé qu'il en soit ainsi, je me mets à votre place et je prends part à vos préoccupations ; mais que puis-je faire, sinon de vous dire la vérité.

Recevez, Monsieur, la nouvelle assurance de mes sentiments très distingués.

Signé : F. BOUDET.

Paris, 24 janvier 1862.

Monsieur,

Je m'empresse de vous informer que j'ai lu aujourd'hui à la Commission un rapport étendu sur votre mémoire, que le rapport a été approuvé et que je compte le lire mardi prochain à l'Académie.

Je regrette de n'avoir pas pu vous donner plus tôt cette satisfaction.

Signé : F. BOUDET.

Extrait du Bulletin de L'UNION MÉDICALE *sur la Séance*
de l'Académie de Médecine du 28 janvier 1862.

———

Deux rapports ont rempli toute la séance. Ils ont eu des des-
tinées bien différentes. L'un a été adopté presque par acclama-
tion ; l'autre, après une discussion fort vive, a subi les rigueurs
rares d'un vote négatif.

Au nom de la Commission permanente des eaux minérales,
M. Tardieu a fait le rapport officiel sur l'exercice de 1859.

. . . .

. . . .

Nous passons à l'autre rapport.

Ce rapport remarquable, mais très malheureux, fait par
M. F. Boudet, au nom de la Commission des remèdes secrets et
nouveaux, nous rappelle le souvenir d'un des incidents agréa-
bles, c'est dire très rares, de notre vie de journaliste. Nous
pouvons le raconter sans indiscrétion.

Il y a cinq, six ou sept ans, nous reçûmes la visite d'un jeune
confrère qui eut la bonté de nous exposer une théorie nouvelle
sur les applications thérapeutiques de certains médicaments
administrés à l'*état naissant*. de l'iode en particulier, sur lequel
ou à l'occasion duquel il voulut bien faire quelques expériences
devant nous, pour nous démontrer qu'en administrant ce médicament selon son procédé, c'était bien l'iode pur, ce précieux
métalloïde qu'on faisait pénétrer dans l'économie ; tandis que
sous les formes pharmaceutiques les plus généralement employées, on retenait, ou emprisonnait, ou annihilait ou on déna-
turait le médicament sans profit pour le malade, et surtout sans
résultat pour la maladie. De là. disait-il, les divergences et les
contradictions qui règnent en thérapeutique sur l'action réelle
de ce médicament héroïque.

Ce jeune confrère accompagna son exposé d'une dissertation
fort savante sur l'*allotropie*, cette condition singulière de quelques corps simples d'offrir des propriétés physiques et chimiques
très différentes, sous l'influence de l'électricité, du calorique, de
la lumière, comme le font le carbone, l'oxygène, le phos-
phore, etc. ; sur l'*isomérie*, phénomène de même ordre propre
aux corps composés, dont la composition élémentaire est identi-
que et dont pourtant les propriétés physiques et chimiques pré-

sentent de très grandes différences; sur la *catalyse*, ce phénomène plus singulier encore, ainsi nommé par Berzelius, et qui
fait que la seule présence de certains corps détermine des affi-
nités qui, sans elle, restent inconnues et muettes.

Nous écoutions ce jeune confrère avec un vif intérêt, et quoique nos connaissances en chimie soient, hélas! très bornées, il
nous semblait voir qu'il était en possession d'une idée vraie,
utile, applicable. Nous l'engageâmes à rédiger avec soin un
mémoire scientifique et à le soumettre au jugement de l'Académie.

Deux ou trois ans après, nous vîmes revenir notre jeune
confrère. Il était triste, découragé. — J'ai suivi votre conseil,
nous dit-il, mal m'en a pris. Je n'ai obtenu qu'un rapport acca-
blant; la Commission est contre moi. On me refuse tout : la
nouveauté de l'idée, l'utilité de l'application. Que faire?

Insister, répliquâmes-nous, et surtout, — nous étions provoqué à tenir ce langage par quelques confidences douloureu-
ses, — et surtout remonter rapidement la pente fatale vers
laquelle vous entraînerait toute idée industrielle plus que scientifique, cette pente au bout de laquelle est le rocher où vient
sombrer la dignité du médecin. Restez savant, restez médecin.
Refaites votre mémoire, répétez vos expériences, vos juges
peuvent ne pas avoir été suffisamment renseignés. Vous êtes
dans l'âge de la lutte et c'est la condition de toute idée nouvelle.
Vous aurez raison si vous avez raison. Courage et patience : à
l'Académie de médecine il faut avoir dix fois raison sur une
question de matière médicale.

Depuis nous n'avons pas revu le docteur J. Bernard, mais ce
n'est pas sans intérêt et sans satisfaction que nous avons entendu
hier M. F. Boudet, l'organe si autorisé et si sévère de la Commission des remèdes secrets et nouveaux, faire une savante
analyse du travail de ce confrère, et proposer à l'Académie de
lui donner ses encouragements.

Et cependant les conclusions de la Commission ont été rejetées!
Disons pourquoi; il y a dans cet incident un enseignement qui
peut être profitable aux jeunes travailleurs.

M. J. Bernard a commis une faute; il a livré, pendant quelque temps, au souffle malfaisant de la publicité excentrique, des
idées et des applications qui devaient rester dans le domaine
austère de la science. Nous lui en avons fait reproche, et nous
avions obtenu de lui la promesse, qu'il a tenue, de rompre tout
pacte avec l'industrialisme médical.

La première Commission de l'Académie, qui se trouvait en présence d'un pécheur en état de péché, lui avait refusé tout ce qu'elle pouvait refuser, car c'est à tort qu'il a été dit qu'il n'y avait pas eu de rapport.

La seconde Commission, qui n'a vu qu'un pécheur repentant, converti, et d'ailleurs de grand mérite, a fait un rapport d'encouragement.

Bien agi de part et d'autre.

Mais, vivement interpellée sur les motifs de son abstention, la première Commission a crûment dit les choses, et cette divulgation a produit un terrible effet sur le rapport de la seconde.

D'où, jeunes gens, il faut conclure que la science est une jeune mais austère et belle femme, dont la pudeur promptement s'alarme, dont la conquête exige des soins et de longues attentions, car elle dédaigne ceux qui courent après les faciles faveurs de l'industrialisme.

Cela dit, il nous coûte moins d'exprimer notre pensée sur le vote de l'Académie. Nous croyons qu'elle s'est montrée sévère jusqu'à la rigueur. Nous ne comprenons même pas très bien qu'après le rapport et les explications de M. Boudet, corroborées par MM. Robinet et Chatin, l'Académie ait refusé..... quoi? Un encouragement. A quoi? A une idée théorique, originale, très intéressante et qui certainement, dans l'état de marasme et de défaillance où se trouve la thérapeutique, mérite l'attention des praticiens. La Commission ne demandait que cela, et c'est après le scrupuleux examen qu'elle apporte à toutes les questions de ce genre; c'est après son insistance convaincue que l'Académie a infligé à cette Commission un *veto* rigoureux, et d'autant plus désobligeant qu'il est plus rare.

Aujourd'hui que l'auteur de ce travail est entré et veut persévérer à marcher dans les sentiers corrects de la dignité médicale, nous ne pouvons que l'engager à réparer cet échec en portant à l'Académie un nouveau travail plus complet, plus saisissant, mieux arrêté et entouré de preuves. Probablement que quelques années de plus ont un peu éclairci ses idées; ainsi, à l'époque où il nous expliquait ses recherches, nous ne pûmes nous empêcher de lui dire que ses idées se trouvaient encore à l'état de solution trouble, et qu'elles avaient besoin de temps et de repos pour cristalliser nettement et régulièrement. D'après le rapport de M. Boudet, il paraît que ce résultat est obtenu en partie. L'idée théorique s'est dégagée de ses nuages ; reste à en faire voir la jus-

...iesse par des applications pratiques, et c'est vers ce but que doivent tendre les nouveaux efforts de M. J. Bernard.

Nous persistons à croire qu'il y a quelque chose digne d'attention dans les recherches de M. J. Bernard, et nous tâcherons de nous en pénétrer suffisamment pour les exposer avec quelque clarté, comme l'a fait M. F. Boudet, dans un rapport qui malheureusement ne figurera pas au *Bulletin*. Non pas *quoique*, mais *parce que* nous sommes vitaliste, nous tenons à encourager tous les progrès, même ceux qui sont basés sur une application intelligente de la physique et de la chimie.

AMÉDÉE LATOUR.

Paris, le 28 mars 1863.

A M. MÉLIER.

Monsieur,

Je viens vous remercier de la bienveillante réception que j'ai reçue de vous le 16 mars, et vous demander la permission de prendre acte d'un entretien qui met si pleinement en lumière la situation qui m'est faite par l'Académie de médecine.

Vous voudrez bien remarquer, Monsieur, que c'est au seul mandataire de Leurs Excellences les Ministres que je m'adresse, et non point au membre d'une Compagnie dont, en ce qui me concerne, je suis dans la nécessité de discuter les actes.

J'ai eu l'honneur de vous informer, par ma lettre du 12 mars, que M. F. Boudet, Rapporteur de la Commission des remèdes secrets et nouveaux à l'Académie de médecine, prenait prétexte de l'opinion que vous aviez exprimée sur un travail présenté par moi, pour se refuser à faire un rapport sur ma communication. D'autre part vous m'avez dit, lors de notre entrevue, que l'examen auquel vous vous étiez livré était tout à fait étranger à la question scientifique et que vous aviez seulement conseillé aux Ministres de surseoir à toute intervention, la question étant pendante devant l'Académie.

Il y a là, vous en conviendrez, Monsieur, un cercle vicieux duquel il faudrait pourtant sortir.

La question est aujourd'hui des plus simples. En effet, elle se résume à répondre d'une façon catégorique à la demande suivante : Ma proposition constitue-t-elle un progrès scientifique important ?

Si oui, la preuve du mauvais vouloir et du parti pris de certains Académiciens est flagrante ; et dans l'hypothèse que l'Académie tout entière s'associe à cet état de choses, je dois en signaler une seconde fois les conséquences fâcheuses à Leurs Excellences les Ministres, d'abord, puis à Sa Majesté l'Empereur, et enfin, s'il ne m'est rendu justice, je devrai recourir au jugement sans appel de l'opinion publique.

Je n'en suivrai pas moins, Monsieur, votre bienveillant conseil ; je m'adresserai à M. le Président de l'Académie, bien que, trois fois déjà, ayant obéi à de semblables conseils, je n'en aie recueilli aucun avantage.

Mais vous me permettrez bien, Monsieur, de discuter avec vous sur le fond et l'esprit de ma lettre à Leurs Excellences les Ministres, lettre par laquelle je leur demandais :

1° Une indemnité pour mes sacrifices ;

2° La direction des expérimentations à faire dans les hôpitaux civils et militaires ;

3° L'autorisation de fabriquer des instruments médicaux ;

Et 4° qu'il me fût permis de faire au Collége de France la démonstration de l'innovation médicale résultant de mes recherches.

Nous allons examiner ensemble, Monsieur, si mes demandes étaient fondées.

En ce qui touche la première, voici quelles sont mes raisons.

Trois Rapporteurs de Commissions à l'Académie, — j'ai entre les mains des documents qui vous en fourniront la preuve, — ont, après un juste mais sévère examen, approuvé la découverte dont je suis l'auteur.

Or, de deux choses l'une, ces Rapporteurs étaient compétents où ils ne l'étaient pas, et si l'Académie persiste dans ses refus, elle doit désavouer publiquement et à l'aide d'arguments sérieux MM. Robinet, Chatin et F. Boudet, à défaut de quoi je persiste à croire que j'ai raison,—d'autant que vous-même, Monsieur, n'avez nullement essayé de nier la valeur de ma découverte, au sujet de laquelle, au contraire, vous avez bien voulu me déclarer

votre incompétence, — et me considérant comme victime de l'Académie depuis près de quatre ans, je viens demander au Gouvernement une compensation du préjudice dont j'ai souffert du fait
de ses mandataires, qui me refusent injustement la sanction légale sans laquelle je ne saurais utiliser ma découverte.

Ma deuxième demande n'est pas moins fondée.

Vous comprenez certainement, Monsieur, que si je ne dirigeais
en personne les expérimentations à faire, je trouverais parmi les
expérimentateurs des membres de l'Académie qui, vu leur qualité d'Académiciens, se refuseraient, — j'en ai le témoignage entre
les mains, — d'agir en dehors des convenances académiques.

Quant à ma réclamation relative à la fabrication d'instruments
médicaux, sans attribution de propriétés curatives, vous conviendrez, Monsieur, qu'elle ne saurait logiquement m'être refusée
dès lors que l'effet physiologique du médicament se trouverait
reconnu.

Je le répète, l'iode ne guérit rien, mais il peut tout guérir s'il
est employé à propos ; l'iode, conséquemment, n'est pas un remède, c'est seulement un instrument de guérison dont le médecin habile peut, dans son ordre, tirer le même parti que le
chirurgien sait tirer du bistouri ou de tout autre instrument ; or,
je ne sache pas que la fabrication des instruments chirurgicaux
soit sous le coup d'entraves et soumise au monopole, et c'est
pourquoi je demande avec raison, selon moi, que l'on en affran-
chisse également les instruments nécessaires à la pratique médicale.

Mais il est temps, Monsieur, que nous examinions si ma dernière réclamation n'est pas aussi bien justifiée que les trois pré-
cédentes.

Si j'ai demandé qu'il me fût permis de développer moi-même
au Collége de France l'innovation médicale dont je suis l'auteur, en voici la raison :

Depuis huit ans que je suis en rapport avec des Académiciens
j'ai eu lieu d'observer que chacun d'eux, en son particulier, est
incomparablement plus versé que je ne le suis dans une ou
plusieurs branches de la science dont il a fait le but spécial de
ses recherches ; mais que pas un n'a envisagé la science médicale au point de vue général et dans son ensemble, comme j'ai
eu la volonté de le faire.

Je ne me dissimule pas, croyez-le bien, Monsieur, que cet
aveu m'a été déjà et me sera encore imputé à titre de forfan-
terie ; mais, me trouvant en présence d'hommes pénétrés de

doctrines dont je voyais la fausseté, je n'ai pas hésité à encourir un tel reproche, et comme alors j'avais besoin de me créer des partisans, la pensée m'est venue de m'adresser à la jeunesse qui suit les cours du Collége de France et qui n'est pas encore tellement imbue de ces doctrines qu'elle soit devenue sourde à toute idée constituant un progrès.

Et en agissant ainsi, Monsieur, je ne croirai pas faire montre d'un orgueil qui n'est pas en moi.

Je sais très bien que, pour tirer tout le parti convenable de mon innovation scientifique, il me faudra recourir aux lumières des savants spéciaux. Je n'ignore pas non plus que je ne possède qu'une valeur relative; mais, si mince qu'elle soit, je pense qu'il convient de ne pas la laisser sans emploi, car il peut fort bien se faire que de longues années encore il ne se trouve pas un homme réunissant dans le même ordre d'idées, les connaissances superficielles que je possède, et l'expérience médicale que j'ai acquise en dehors des doctrines empiriques existantes.

Avant de terminer cette trop longue lettre, permettez-moi, Monsieur, de vous la résumer sous forme de questions.

Je vous le demande, Monsieur :

Parce que vous avez émis l'opinion que l'Académie étant saisie de ma proposition, Leurs Excellences les Ministres n'ont point à s'en inquiéter, est-il logique et raisonnable au Rapporteur de la Commission de l'Académie de s'autoriser d'une opinion aussi complétement extra-scientifique pour se refuser à faire un rapport?

Est-il humain de faire à un chercheur la position qui m'est faite? et dois-je me déclarer satisfait quand le mandataire de l'Académie me fait entendre qu'il ne peut se prononcer parce que le mandataire des Ministres l'y invite, dans le même temps que ce dernier m'avertit que les Ministres ne peuvent prendre en considération ma demande tant que l'Académie ne se sera pas prononcée?

Enfin, de tout ce qui précède, résulte-t-il fatalement que le Gouvernement doive laisser mourir de faim l'auteur d'une proposition qui, jusqu'à preuve du contraire, doit avoir une grande valeur?

Non, en vérité, rien de tout cela n'est sérieux, et vous le pensez ainsi que moi ; aussi ne vous refuserez-vous pas, je l'espère, d'informer sans délai Leurs Excellences les Ministres, pour qu'ensuite ils avisent, de la nouvelle opinion que vous vous êtes sans doute formée sur la question confiée à votre examen, en raison des éclaircissements que j'ai eu l'honneur de vous fournir verbalement et par la présente lettre.

Veuillez recevoir, Monsieur, l'assurance de ma respectueuse considération.

Paris, 30 mars 1863.

A M. LE Bon LARREY,
PRÉSIDENT DE L'ACADÉMIE DE MÉDECINE.

Monsieur le Président,

J'ai eu tout récemment l'honneur de vous adresser, en votre qualité de membre de l'Académie de Médecine, un opuscule dans lequel je m'efforçais d'éclairer la religion des Académiciens sur l'innovation scientifique dont je suis l'auteur. Sur le conseil de M. Mêlier, je m'adresse à vous aujourd'hui, pour obtenir un rapport de l'Académie.

M'accorderez-vous cette faveur, Monsieur le Président, et surtout me l'accorderez-vous sans retard ;

Là, en effet, est le point important pour moi :

Les atermoiements, dont j'ai souffert depuis trois ans, ont à ce point épuisé mes ressources et mes forces, que l'attente m'est devenue impossible, et que, malgré moi, je me sens entraîné à précipiter le dénouement, au risque de le voir se produire dans des conditions préjudiciables à l'Académie et à moi-même.

Je suis prêt à tout examen que l'Académie de Médecine et M. Mêlier, mandataire de Leurs Excellences les Ministres, voudront m'imposer ; une seule chose m'importe, c'est que cet examen soit spécifié, car, sans cela, c'est mon avis du moins, il serait infructueux en ce qu'il perdrait beaucoup de l'importance scientifique qu'il ne saurait manquer d'avoir.

Ma proposition, en effet, n'est pas une affaire d'approbation de remède, ou de guérison de maladie rebelle ou incurable, c'est l'importation, dans l'art de guérir, d'une méthode analytique mieux en rapport avec les connaissances scientifiques actuelles, que la méthode empirique régnante.

Je ne prétends pas, au reste, que ma découverte soit la dernière expression de la vérité, d'autant que la vérité est toujours relative dans le développement de la science générale et surtout en médecine où la précision mathématique est presque impossible à atteindre.

Ma première demande comportait simplement l'approbation de quelques applications du fait chimique de l'état naissant, faites en prenant l'iode pour base d'expérimentation, et sans attribution de leur action physiologique; mais, plus tard, des travaux considérables m'ayant permis de l'établir d'une manière régulière, sa définition fait partie de ma nouvelle demande, actuellement en instance.

Pour aller plus avant dans la thèse scientifique que je soutiens, il faudrait tout au moins, je le sais, définir une loi physiologique, or, je vous en fait l'aveu, Monsieur le Président, forcé, en raison de l'opposition académique d'employer tout mon temps à une polémique stérile, je n'ai pu, durant ces trois dernières années, accomplir cette tâche; mais, je vous le demande, une innovation, parce qu'elle n'a pas reçu de son auteur tous les développements et perfectionnements qu'elle comporte, en est-elle moins une innovation, et doit-on, pour le même motif, refuser à l'auteur empêché, une récompense proportionnée au travail accompli?

Non, évidemment cela ne peut pas être.

J'espère donc, Monsieur le Président, qu'à l'exemple de M. Bouillaud, votre prédécesseur à la Présidence, vous voudrez bien vous employer à me faire promptement obtenir la justice que je réclame de l'Académie; et pour vous édifier de plus en plus sur la question, j'ai l'honneur de vous faire parvenir un mémoire imprimé adressé à Leurs Excellences les Ministres.

Permettez-moi de vous le dire encore, Monsieur le Président, une impérieuse nécessité me presse; si, à la date du 30 avril prochain, je n'ai pas obtenu un rapport, je devrai me considérer comme libéré envers l'Académie de tout engagement, et je demanderai à l'opinion publique une approbation que l'Académie m'aura refusée.

Il se peut, Monsieur le Président, que quelques doutes vous restent encore sur la légitimité de ma réclamation comme aussi sur l'urgence d'une décision immédiate; j'ose croire, qu'en ce cas, vous voudrez bien m'accorder une entrevue, dans laquelle je m'offre d'avance à vous fournir toutes les preuves capables d'éclairer complétement votre religion.

Veuillez agréer, Monsieur le Président, l'assurance de ma respectueuse considération.

Paris, le 14 avril 1863.

A M. LE Bᵒⁿ LARREY.

—

Monsieur le Baron,

J'ai l'honneur de vous adresser la lettre que vous m'avez conseillé d'écrire au Président de l'Académie de médecine ; et, si vous le permettez, je vais vous soumettre quelques réflexions que j'ai faites à la suite de nos deux entrevues.

Lors de la dernière, vous vous êtes montré blessé d'une intention toute cordiale que, sans doute, j'avais mal exprimée ; vous ayant dit que vous feriez bien de vous tenir en dehors du débat que je soutiens devant l'Académie, vous m'avez interpellé vivement, m'accusant de menaces, et ajoutant que vous n'en souffririez ni pour votre compte personnel, ni pour celui de l'Académie.

Je me défendis en vous faisant observer que mes paroles avaient été dictées par les sentiments d'estime et de considération que j'avais pour votre personne, et encore, je dois vous le dire aujourd'hui, pour me conformer à un désir exprimé par vous lors de notre première entrevue dans laquelle vous me dites que *vous ne seriez pas flatté d'être engagé dans ma querelle avec l'Académie comme l'étaient certains Académiciens*, ce à quoi je vous répondis que j'étais homme de parole ; que s'il vous convenait que nos entretiens fussent secrets, ils le seraient ; qu'au surplus mes publications étaient tout à l'avantage des Académiciens qui avaient loyalement agi et qu'on ne devait pas me les reprocher, car, n'ayant pas d'autre moyen de défense, j'étais bien obligé de me servir de celui-là, décidé que j'étais à faire de mon mieux, au cas où le débat deviendrait public, pour que chacun fût récompensé selon ses mérites.

A cela vous eûtes la bonté de répondre que vous me défendiez à la fois par sentiment d'équité et en raison de l'intérêt que vous portiez au progrès de la science ; et en nous séparant, il fut convenu que je viendrais vous voir le mercredi suivant pour savoir si M. F. Boudet ou M. H. Roger consentaient à se charger du rapport que je sollicite.

Par malheur, à notre seconde entrevue vous m'accueillîtes en me disant : *qu'il n'était pas en votre pouvoir de forcer la volonté d'un Rapporteur ;* bref, votre concours me parut moins affirmatif ;

j'en fus excessivement ému, et j'eus le tort de m'exprimer avec quelque vivacité.

Mais, je vous en fais juge, Monsieur le Baron, n'étais-je pas bien excusable?

Par trois fois déjà, ne me suis-je pas trouvé dans une position semblable, l'un ou l'autre de vos prédécesseurs à la Présidence me faisant espérer un rapport, de jour en jour, durant de longs mois, et, à chacune de mes visites, le Rapporteur, quand je lui disais que ses atermoiements me faisaient mourir de faim, répliquant invariablement : « *Je ne puis faire davantage.* »

Vous m'avez dit encore, Monsieur le Baron, que l'Académie n'était pas tenue d'accorder des éloges à un travail, parce que son auteur lui croyait de la valeur, et vous avez ajouté que l'Académie étant surchargée de travaux il ne pourrait, d'ailleurs, être fait qu'un rapport fort court.

Tenez, Monsieur le Baron, durant ce malencontreux entretien, il nous est advenu même chose à tous deux; les expressions ont trahi la pensée.

En effet, ai-je besoin de vous faire observer que je n'ai jamais sollicité d'éloges non mérités? Le Rapporteur de la Commission, la Commission elle-même et l'Académie auront à répondre de leur rapport devant l'opinion qui leur demandera compte de leur jugement; quant à moi, je n'ai pas à le discuter.

Et puisque ce mot : l'opinion publique, revient encore sous ma plume, laissez-moi justifier, à vos yeux, la pensée qui l'y ramène.

Pour moi, il est deux chemins à suivre : le premier, qui conduit logiquement au progrès de la science, mais dans lequel je ne saurais marcher sans être soutenu par l'Académie.

Or, à deux reprises différentes, en ne mentionnant que ses actes publics, l'Académie m'a refusé son appui ; pourquoi?

J'ai eu l'honneur de vous l'apprendre, Monsieur le Baron, et je ne crois pas qu'après examen des faits, vous ayez à me donner de sa résistance, d'autres raisons que les miennes.

Le second chemin, large, accessible à tous, celui-là, c'est l'appel à l'opinion publique. Pourtant je ne me dissimule pas qu'il a ses dangers.

Ainsi, pour me rendre favorable l'opinion, il me faudrait dire tout haut et à tous, ce qui s'est passé ; or, quels sont les résultats probables de ces révélations fâcheuses?

Discréditer l'Académie et le Corps médical, en divulguant l'insuffisance d'intervention de la pratique médicale actuelle, jeter le doute dans les esprits, nuire, en un mot, aux autres et à moi-même, puisque, en m'aliénant l'Académie et les Académiciens, il me faudrait renoncer à obtenir jamais leur concours, qui, pourtant, est grandement utile, si même il n'est indispensable à la réalisation du progrès scientifique que je poursuis.

Entre ces deux routes si diverses, mon choix ne pouvait être douteux.

Vous savez certainement, Monsieur le ᵖaron, et pas un Académicien n'ignore laquelle me plaît davantage à suivre.

J'ai donné déjà des preuves nombreuses de mes intentions conciliantes; et ici même, Monsieur le Baron, je veux vous en fournir de nouvelles, sous forme d'arguments pratiques non encore employés par moi dans les différents mémoires à l'appui de ma proposition.

Les allopathes et les homœopathes, vous le savez, attribuent à l'iode la production de phénomènes physiologiques forts différents; lesquels, à leur tour, ne ressemblent en rien à ceux que j'ai décrits.

Ces derniers sont réguliers, mathématiques; leur analyse est en tout point conforme aux données actuelles de la science; reconnus par l'Académie, la pratique médicale peut s'appuyer sur une base solide; tout le fatras de l'empirisme est compromis, et il n'est plus, dès lors, ni allopathes ni homœopathes en présence, il n'y a plus que des médecins.

Examinons maintenant la question dans un autre ordre.

Les pharmaciens ont, en général, la prétention d'atteindre à la perfection dans la pratique de leur art. Or, il arrive qu'en disposant les préparations d'iode naissant, ils observent que deux préparations faites successivement avec les mêmes matières premières, présentent, malgré tous leurs soins, de légères différences, lesquelles seront plus sensibles, si les matières employées sont de provenances différentes.

Les pharmaciens sont, en ceci, comparables aux fabricants d'instruments de chirurgie, qui, de la même barre d'acier, ne peuvent tirer successivement deux outils de même trempe.

Les médecins, à leur tour, étant donné ce médicament ainsi préparé irrégulièrement, croient pouvoir l'employer d'une façon régulière; c'est là encore une nouvelle erreur.

Le remède n'est pour le médecin qu'un outil; c'est le pinceau du peintre, c'est le ciseau du statuaire; c'est quelque chose, sans doute, et pourtant ce n'est rien si une main savante ou habile ne l'emploie ou le dirige.

Mais il est grand temps que je termine cette trop longue lettre.

J'ose croire, Monsieur le Baron, que les arguments qui précèdent auront le pouvoir de vous intéresser plus encore à ma cause, et que, loin de me retirer l'appui que vous avez bien voulu me faire espérer, vos bienveillants efforts vous permettront, lorsque demain j'aurai l'honneur de me présenter chez vous, de m'annoncer que ce débat pénible est enfin terminé.

Veuillez agréer, Monsieur le Baron, la nouvelle assurance de mon profond respect.

Paris, le 13 avril 1863.

A MONSIEUR LE PRÉSIDENT
DE L'ACADÉMIE IMPÉRIALE DE MÉDECINE.

Monsieur le Président,

Dans le courant du mois de juillet dernier, j'ai eu l'honneur d'adresser à l'Académie Impériale de médecine un mémoire sur *un nouveau mode d'administrer l'iode*, travail qu'elle a bien voulu renvoyer à l'examen d'une de ses Commissions.

Permettez-moi, Monsieur le Président, de recourir à votre extrême bienveillance, afin de savoir où en est présentement la question, et si je dois espérer d'obtenir bientôt un rapport.

Veuillez recevoir, Monsieur le Président, mes remercîments anticipés, et agréer les bien respectueuses salutations de votre dévoué serviteur.

Paris, le 2 avril 1863.

A M. LE DOCTEUR BERNARD.

Monsieur,

Vous avez bien voulu m'adresser le mémoire que vous avez publié sur un nouveau mode d'administrer l'iode. Je vous suis très obligé de cette attention, mais je dois vous faire observer que, depuis le décret du 5 décembre 1860, je n'ai plus à m'occuper des affaires de l'Académie de médecine ; ce soin appartient au Ministre d'État, et je ne puis que vous engager à vous adresser à M. le Comte Walewski.

Agréez, Monsieur, l'assurance de ma considération très distinguée.

Le Ministre de l'Instruction publique et des Cultes,
Signé : ROULAND.

A M. LE DOCTEUR CONNEAU,

CHEF DU SERVICE DE SANTÉ DE SA MAJESTÉ L'EMPEREUR.

—

Monsieur le Docteur,

J'ai eu l'honneur de vous faire parvenir, il y a près d'une année, des lettres et documents relatifs à une pétition adressée par moi à l'Empereur, et qu'un avis émanant du Cabinet de Sa Majesté m'annonçait comme étant renvoyée à votre examen.

Permettez, monsieur le Docteur, que je vous soumette, aujourd'hui, des preuves nouvelles à l'appui de ma proposition, et que je sollicite de vous une audience afin d'éclairer complétement votre religion.

Vous portez, je le sais, grand intérêt au Corps médical, et accordez aisément votre protection à ceux d'entre les chercheurs que vous jugez capables de contribuer, en quelque chose, au progrès de la science médicale, vous conformant en cela, d'ailleurs, aux nobles intentions de S. M. l'Empereur.

J'ai donc l'espoir que vous accueillerez favorablement ma demande.

En attendant l'honneur de vous voir, je vous prie, Monsieur le Docteur, de vouloir bien agréer l'assurance de mes sentiments d'estime et de respectueuse considération.

Paris, 7 avril 1863. ————

Palais des Tuileries, le 25 avril 1863.

CABINET DE L'EMPEREUR.

—

Monsieur,

L'Empereur ne saurait intervenir dans une question de la nature de celle qui fait l'objet de votre requête du 28 mars dernier.

L'Académie de médecine étant seule compétente pour e connaître, c'est auprès d'elle qu'il convient de continuer à vou pourvoir, à l'effet d'obtenir une solution.

Telle est la réponse que je suis chargé d'avoir l'honneur de vous adresser.

Recevez, Monsieur, l'assurance de ma considération distinguée.

Pour le Secrétaire de l'Empereur, Chef du cabinet,
et par autorisation,

Le Sous-Chef,

Signé : SACALEY.

Paris, le 25 avril 1863.

A M. MÉLIER,

MEMBRE DU CONSEIL D'HYGIÈNE.

Monsieur,

J'ai l'honneur de porter à votre connaissance les faits ci-après : le 15 avril courant, dans une entrevue avec M. le Président de l'Académie de médecine, j'ai été informé qu'une décision nouvelle du Conseil de l'Académie renvoyait à votre examen et à celui des membres de la Commission des remèdes secrets et nouveaux, ma dernière demande de rapport.

D'autre part, M. le Secrétaire perpétuel m'a fait savoir que, dans une récente réunion de la même Commission, il avait provoqué, sur ma réclamation, une réponse catégorique.

Voici, du reste, dans quels termes M. le Secrétaire perpétuel a bien voulu me renseigner, le 20 courant :

« M. Boudet, m'a-t-il dit, n'est pas éloigné de croire qu'il
» existe quelque chose d'utile dans vos travaux , il pense qu'ils
» peuvent être profitables à la médecine; mais la Commission a
» décidé qu'ayant déjà entretenu une fois l'Académie de vos
» recherches, elle se trouve, par ce fait, en présence d'usages
» académiques qui lui interdisent de revenir sur la même ques-
» tion, à moins d'y être autorisée par de nouveaux faits et de
» nouvelles observations. »

« Êtes-vous en mesure d'en produire ? » ajouta M. le Secré-
taire perpétuel ; et sur ma réponse que les trois notes insérées dans le mémoire adressé aux membres de l'Académie de médecine étaient des documents nouveaux , il m'engagea à les adres-
ser officiellement à l'Académie.

A cela j'opposai que, suivant moi, la décision de la Commis-

4

sfon était une nouvelle fin de non-recevoir, par la raison qu'elle entraînerait des délais inconciliables avec ma position person-nelle, et je demandai à M. le Secrétaire perpétuel si, dès ce jour, je pouvais me considérer comme libéré de l'engagement moral pris par moi, envers l'Académie, de ne pas rendre le débat public.

M. le Secrétaire perpétuel me répondit « qu'il n'avait pas à
» exprimer d'opinion sur ce sujet, vu qu'en sa qualité d'admi-
» nistrateur de l'Académie, sa mission tout administrative
» consistait seulement à veiller à ce que ce qui s'y passe fût
» conforme aux règlements et usages établis. »

Là s'est terminée une conversation dont l'exposé fidèle, en vous édifiant sur le bon vouloir de l'Académie à mon endroit, vous a prouvé, je n'en doute pas, Monsieur, que mes sollicita-tions auprès de Leurs Excellences les Ministres qui, peut-être, ont été jugées intempestives, ne devançaient que de bien peu, pour le combattre par avance, un refus systématique prévu par moi, et qu'au surplus, elles sont aujourd'hui mon unique res-source.

En effet, la partialité de l'Académie est évidente.

En faut-il une preuve ?

Le mémoire adressé au mois de juillet dernier à l'Académie est une étude de l'action physiologique locale de l'iode, tandis que ceux envoyés par moi avant le rapport du 28 janvier 1862 ne contiennent le développement de la proposition qu'aux points de vue physique et chimique seulement.

Il est donc évident que j'ai soumis à l'Académie, *postérieure-ment au rejet de ma proposition*, *des faits nouveaux* et *observations nouvelles*, et que rien ne s'oppose, dès lors, à ce qu'elle revienne sur sa décision.

Permettez-moi, Monsieur, de vous exposer maintenant l'objet de la présente lettre.

Lors de la visite que j'ai eu l'honneur de vous faire, vous m'avez dit que le concours du Gouvernement ne m'était pas re-fusé. « La porte n'est pas fermée, elle est entre-bâillée, » telles furent vos paroles ; eh bien! Monsieur, je me trouve aujourd'hui, vous le voyez, dans la nécessité de vous demander si définitive-ment cette porte est ouverte ou fermée.

J'aurai donc l'honneur de me présenter chez vous lundi pro-chain, 27, vers dix heures du matin, et j'ose espérer que vous voudrez bien me faire une réponse concluante, voire même dans le sens négatif, s'il ne vous est pas possible de faire mieux.

Veuillez agréer, Monsieur, la nouvelle assurance de ma res-pectueuse considération.

Paris, 1er mai 1863.

A M. MÈLIER,

MEMBRE DU CONSEIL D'HYGIÈNE.

—

Monsieur,

J'ai l'honneur de vous rappeler, dans le but d'en prendre acte, la réponse que, dans notre entretien du 29 avril dernier, vous avez bien voulu faire à ma lettre du 25.

Voici, je le crois, le résumé fidèle de vos paroles : « Vous
» avez demandé à l'Académie de médecine l'approbation des
» formules pharmaceutiques que vous avez adressées à Son Ex-
» cellence M. le Ministre de l'Agriculture, du Commerce et des
» Travaux publics, et vous avez éprouvé un premier refus, puis
» une deuxième demande faite par vous a encore été repoussée ;
» pourtant ces deux échecs ne prouvent pas que vous avez
» tort, car plus d'une invention de grande valeur n'a été que
» tardivement reconnue ; il y a plus, les bonnes raisons que vous
» avez fournies à l'appui de votre dire donnent à présumer que
» votre proposition est intéressante, mais en ce qui me con-
» cerne, je dois vous informer que, d'une part, je n'avais pas à
» m'immiscer, conjointement avec la Commission de l'Académie
» qui se refuse à faire un nouveau rapport, dans l'examen qui
» vous a été annoncé par son Président, et que, d'autre part,
» en qualité de conseil du Ministre, je me trouve dans l'impos-
» sibilité de vous faire la réponse définitive que [vous deman-
» dez, attendu qu'en vertu d'une ordonnance ministérielle le
» Gouvernement a délégué ses pouvoirs, en ce qui touche à la
» question que vous agitez, à l'Académie Impériale de médecine,
» qui est un tribunal institué par l'autorité, et dont les juge-
» ments ont force de lois.

» Le Gouvernement, avez-vous ajouté, peut demander à
» l'Académie un nouvel examen ; vous avez même fort insisté
» sur ce point, insinuant que si l'Académie refusait de nouveau
» l'approbation demandée, ce dernier échec me serait très pré-
» judiciable.

» Enfin, en terminant, vous avez eu la bonté de me faire en-
» tendre que, si la réponse que vous me donniez ne me parais-
» sait pas suffisante, vous m'autorisiez à m'adresser, de votre
» part, à M. Vaudremer, qui, au ministère de l'Agriculture, du
» Commerce et des Travaux publics, dirige le service de la po-
» lice sanitaire. »

Eh bien! Monsieur, j'ai eu l'honneur de voir M. Vaudremer, lequel a écouté mes explications avec la plus grande bienveillance, et a bien voulu me faire une réponse qui me paraît devoir modifier essentiellement les suites probables de la vôtre.

« Son Excellence M. le Ministre, m'a dit M. Vaudremer, a
» chargé M. Mêlier, inspecteur des services sanitaires, de lui
» faire un rapport, à l'effet d'indiquer les moyens d'amener la
» solution de votre affaire; mais les conclusions du rapport, qui,
» d'ailleurs, n'est pas encore déposé, ne sauraient impliquer
» une décision conforme de la part du Ministre, qui peut puiser
» à d'autres sources ses éléments d'appréciation. »

La situation étant ainsi posée, veuillez me permettre, Monsieur, de placer sous vos yeux les réflexions qu'elle me suggère.

Et d'abord, je dois ici vous faire un aveu.

J'ai considéré votre réponse comme une fin de non-recevoir plus atténuée, plus diplomatique que celle dont j'ai été informé par M. F. Dubois, Secrétaire perpétuel de l'Académie de médecine.

Vous, Monsieur, entre la routine et le progrès, vous avez placé une ordonnance ministérielle, en me faisant observer qu'elle n'était pas du Ministre actuel.

Or, cette ordonnance délègue des pouvoirs, mais ces pouvoirs le Ministre peut les reprendre, s'il juge que le mandat confié n'est pas rempli.

Eh bien! Monsieur, quand Son Excellence le Ministre aura sous les yeux votre rapport et les documents portés à votre connaissance, j'ose croire qu'il reconnaîtra la nécessité de son intervention.

En effet, la situation est aujourd'hui celle-ci :

Que ma proposition constitue un progrès ou qu'elle soit une erreur scientifique, l'Académie, placée entre l'approbation de ses trois Rapporteurs et l'improbation entachée d'erreur scientifique et d'anachronisme de deux membres opposants, se trouve fort empêchée de trancher la question que Son Excellence le Ministre peut, au contraire, si facilement résoudre en m'autorisant, ainsi que je lui en ai fait la demande, à fabriquer des instruments médicaux ostensiblement formulés et dosés, sans attribution de propriétés curatives, ce qui équivaudrait à me mettre, à la fois, en mesure et en demeure de faire la preuve de mes assertions.

Aux renseignements et aux raisons qui précèdent, je n'ai rien de plus à ajouter, Monsieur, si ce n'est de vous prier instamment de déposer promptement votre rapport.

Veuillez agréer, Monsieur, l'assurance de ma considération distinguée.

P. S. Copie de la présente lettre sera envoyée à Son Excellence le Ministre de l'Agriculture, du Commerce et des Travaux publics.

Paris, le 5 mai 1863.

A Son Excellence M. ROUHER,

MINISTRE DE L'AGRICULTURE, DU COMMERCE ET DES TRAVAUX PUBLICS.

Monsieur le Ministre,

Votre Excellence, je le sais, n'a pas encore prononcé son jugement sur la requête que j'ai eu l'honneur de lui adresser, touchant le débat que je soutiens devant l'Académie de médecine.

Il est donc temps encore que je vienne la solliciter.

Les divers documents que j'ai cru devoir soumettre à Votre Excellence ont pu lui paraître incomplets, car jusqu'ici, je l'avoue, je n'ai pu adapter absolument à la physiologie et à la thérapeutique les idées théoriques de la physique et de la chimie ; mais Votre Excellence le sait, la science ne s'improvise pas, et le manque d'aide et de protection, de la part du Gouvernement, a été la seule cause de mes déconvenues avec l'Académie, par la raison qu'il m'a mis dans l'impossibilité absolue de fournir, à l'appui de l'innovation scientifique et médicale que je propose, un travail aussi complet qu'elle l'exige.

Que Votre Excellence me permette donc de la supplier de nouveau de me recevoir et de m'entendre, si, par mes communications écrites, je n'ai pas eu le bonheur de la convaincre, et de daigner ensuite me faire connaître au plus tôt sa décision.

Dans l'espoir que ma prière sera favorablement accueillie, j'ai l'honneur d'être,

De Votre Excellence,

le très humble et obéissant serviteur.

Paris, 11 mai 1863.

Monsieur,

J'ai pris l'avis de l'Inspecteur général des services sanitaires, au sujet des diverses communications que vous m'avez fait l'honneur de m'adresser touchant la théorie de *l'iode naissant*.

En présence du rapport adopté par l'Académie Impériale de médecine, dans sa séance du 23 août 1859, et dont je vous ai fait notifier alors les conclusions, M. le docteur Mêlier n'a pu que reconnaître avec l'Administration que mon ministère n'a nullement à intervenir, du moins quant à présent.

L'Académie a été, en effet, instituée Conseil légal du Gouvernement, pour tout ce qui a trait aux matières médicales, dans lesquelles, par cela même, ses avis servent de règle à l'Administration ; or, l'Académie ayant déclaré, dans le rapport ci-dessus mentionné, qu'il n'y a rien de nouveau dans la formule que vous lui avez soumise, et que son utilité n'est, en aucune façon, démontrée, il s'ensuit, Monsieur, que je n'ai, en l'état, à donner aucune suite à cette affaire.

Mais si vous aviez à produire de nouveaux documents, appuyés de faits précis ou d'observations positives, nul doute que l'Académie ne fût alors disposée à reprendre l'examen de la question.

Le rapport qui m'a été remis par M. l'Inspecteur général établit, d'ailleurs, Monsieur, que vous êtes tout à la fois pourvu des diplômes de pharmacien et de médecin : s'il en est ainsi, rien ne s'oppose à ce que, sous votre responsabilité et en vous conformant aux lois et règlements en vigueur, vous prépariez, vendiez et prescriviez toutes espèces de médicaments.

Recevez, Monsieur, l'assurance de ma considération distinguée.

Signé : ROUHER.

Paris, le 20 mai 1863.

A Son Excellence **M. ROUHER**,
MINISTRE DE L'AGRICULTURE, DU COMMERCE ET DES TRAVAUX PUBLICS.

Monsieur le Ministre,

Les réponses qu'ont bien voulu me faire sa Majesté l'Empereur, Votre Excellence et M. le Secrétaire perpétuel de l'Acadé-

mie de Impériale médecine, m'ont convaincu que, momentanément du moins, je dois renoncer à toute nouvelle discussion sur
les faits de mon instance devant l'Académie.

J'ai donc l'honneur, Monsieur le Ministre, d'adresser à Votre
Excellence, avec prière de les envoyer à l'examen du Corps
académque, des documents nouveaux à l'appui de la découverte
de l'iode naissant.

Un moyen pratique d'attendre l'issue de ce nouvel examen
m'est plus que jamais nécessaire, et Votre Excellence l'a certainement compris, quand elle a eu la bienveillance de m'écrire
les lignes suivantes : « *Si vous êtes pourvu, à la fois, des diplomes
de pharmacien et de médecin, rien ne s'oppose à ce que* SOUS VOTRE
RESPONSABILITÉ, ET EN VOUS CONFORMANT AUX LOIS ET RÈGLEMENTS
EN VIGUEUR, *vous prépariez, prescriviez et vendiez toutes espèces de
médicaments.* »

Mais un doute me vient : *Les préparations pharmaceutiques uti-
lisant les propriétés de l'état naissant, soumises de nouveau à l'examen
de l'Académie, ne seront-elles pas considérées comme remedes secrets ?*

Les termes du rapport de l'Académie adopté dans sa séance
du 23 août 1859, ne sauraient, en effet, me sauvegarder, puisque les tribunaux, à la requête de l'autorité administrative, con-
sidèrent facultativement, comme remèdes secrets, tous les médicaments non inscrits au Codex.

Le spécimen d'étiquette que je soumets à Votre Excellence
lui expliquera le sens que j'attache à ma demande d'autorisation,
sans privilége exclusif, de fabriquer des instruments médicaux
ostensiblement formulés et dosés ; autorisation qui pourrait être
la base d'une nouvelle réglementation de la vente des médicaments, dont la composition et la dose seraient portées à la connaissance de l'acheteur et dont le vendeur déloyal ou inhabile
serait plus aisément l'objet d'une répression.

Votre Excellence, je l'espère, ne croira pas devoir se refuser
à me donner la preuve nouvelle et plus entière de sa bienveillance, que je sollicite.

En m'accordant une autorisation telle que je la lui demande,
elle me donnerait la sécurité ; et, dès lors étant en mesure de
profiter de mes travaux, je pourrais les continuer plus utilement,
aidé par l'expérimentation du Corps médical tout entier.

En attendant une réponse,

J'ai l'honneur d'être,

Monsieur le Ministre, etc.,

Paris, le 29 mai 1863.

Monsieur,

Suivant le vœu exprimé dans votre lettre du 20 mai, je viens de transmettre à l'Académie Impériale de médecine les nouveaux documents que vous m'avez adressés concernant l'iode naissant. J'aurai l'honneur de vous faire part, ultérieurement, des conclusions du rapport que je pourrai recevoir de cette Compagnie savante.

Recevez, Monsieur, l'assurance de ma considération distinguée.

Le Ministre de l'Agriculture, du Commerce
et des Travaux publics,

Signé : ROUHER.

Paris, 21 août 1863.

Monsieur et honoré Confrère,

L'Académie étant mise en demeure par le Ministre, rapport doit être fait. Il sera fait, et lu à la Commission dans sa séance du mois prochain.

Veuillez agréer mes sentiments confraternels,

Dr H. ROGER.

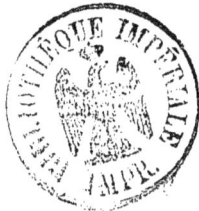

Paris. — Imp. FÉLIX MALTESTE et Cie, rue des Deux-Portes-Saint-Sauveur, 22.

Imp. Lith. de Dupuy, Passage du Désir, 3, Paris

Lettre-Circulaire adressée aux Membres de l'Académie Impériale de Médecine.

Paris, le 1er Août, 1864.

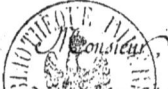

Monsieur,

J'ai l'honneur de vous faire tenir un exemplaire de ma publication : de l'état naissant dans le domaine médical, dont vous n'avez pas jugé à propos d'accepter la dédicace. Ce travail vous mettra, je l'espère, à même de juger personnellement, et d'une façon complète, la valeur de ma découverte de l'iode naissant, découverte qui, vous le savez, a motivé mon instance devant l'Académie de Médecine.

J'ai l'espoir, Monsieur, que dans l'intérêt de la science, à laquelle l'Académie assigne des bornes dans ses applications, vous voudrez bien prendre la peine de me faire connaître l'opinion que vous portez, individuellement, sur l'innovation que j'ai proposée.

À plusieurs reprises déjà, l'Académie a entendu différents rapports sur mes communications. Ces rapports n'ayant reçu aucune publicité, sont, par cela même, privés de toute autorité, et ne m'ont pas fait avancer d'un pas vers le but que je poursuis. Aussi devez-vous penser, Monsieur, que si la voie que j'ai suivie jusqu'à présent, ne me conduit pas à obtenir le suffrage des Académiciens, c'est dans une autre direction que je devrai m'engager lorsqu'il s'agira de m'adresser au corps médical tout entier, et au public.

Mais dussé-je encore aujourd'hui m'abuser, je ne puis croire que la vérité reçoive un échec aussi éclatant auprès de ceux dont la mission principale, je dirai presque la seule mission est de lui servir de parrains.

J'ai confiance de voir les Membres de l'Académie de Médecine exprimer, au moins individuellement, une opinion favorable sur mon travail, et le Gouvernement m'accorder ses faveurs.

Au reste, la bienveillance du Gouvernement à mon égard, n'est pas douteuse. Vous en pourrez juger, Monsieur, par les réponses qu'on bien voulu faire à mon offre de dédicace, S. M. l'Empereur, S. A. I. Mgr le Prince Napoléon et LL. EE. MM. Rouher, Boudet, Randon et Béhic.

Rappelez-vous surtout, Monsieur, la récente démarche que S. E. Mr Béhic a cru devoir faire de lui-même auprès de l'Académie, son conseil légal, en lui demandant la mesure d'un laissez-passer commercial qu'il était disposé à concéder aux nouvelles applications de la science dont elles jouiraient aujourd'hui si l'Académie, cette fois encore, n'était pas restée au-dessous du bon vouloir du Gouvernement à mon égard.

La responsabilité d'un tel échec au progrès, n'incombe pas, je le sais, à la grande majorité des membres de l'Académie. Cette pensée me suffit à éloigner de moi toute velléité de découragement, et, de nouveau, je viens demander à l'Empereur et à son Gouvernement ainsi qu'à chacun de vous, Messieurs de l'Académie, de m'aider à triompher d'une résistance que je n'oserais pas attribuer à une individualité unique, mais qui, je l'affirme, ne vient que du plus petit nombre.

Jusqu'à ces derniers temps, je n'avais pu formuler la raison qui me faisait refuser des observations cliniques; aujourd'hui, vous trouverez mes motifs développés dans ma lettre à Mr Bouillaud.

Que surgira-t-il de ma nouvelle démarche? Je l'ignore; mais vous comprendrez désormais, j'ose le croire, que ce n'est pas trop du concours de tout ce que le corps médical compte d'hommes remarquables et de profonds observateurs pour élaborer la question soulevée.

Je crois avoir suffisamment prouvé que j'étais disposé à faire toutes les concessions de forme. Quant à la question scientifique il ne saurait en être de même. Mes convictions personnelles d'une part, et de l'autre, les adhésions nombreuses qu'il m'a été donné de recevoir, en dehors de l'Académie, me font un devoir de poursuivre aussi énergiquement aujourd'hui qu'hier et demain qu'aujourd'hui, le triomphe de ce que je crois fermement être la vérité.

Vous m'approuverez, Monsieur, j'en suis sûr, et vous voudrez m'en donner un témoignage public en faisant un accueil favorable à la sollicitation exprimée au début de cette lettre.

Veuillez recevoir, Monsieur,
l'assurance de mes sentiments confraternels.

1864

Par le Dr Jean Bernard.)

Te 151 à joindre
€45

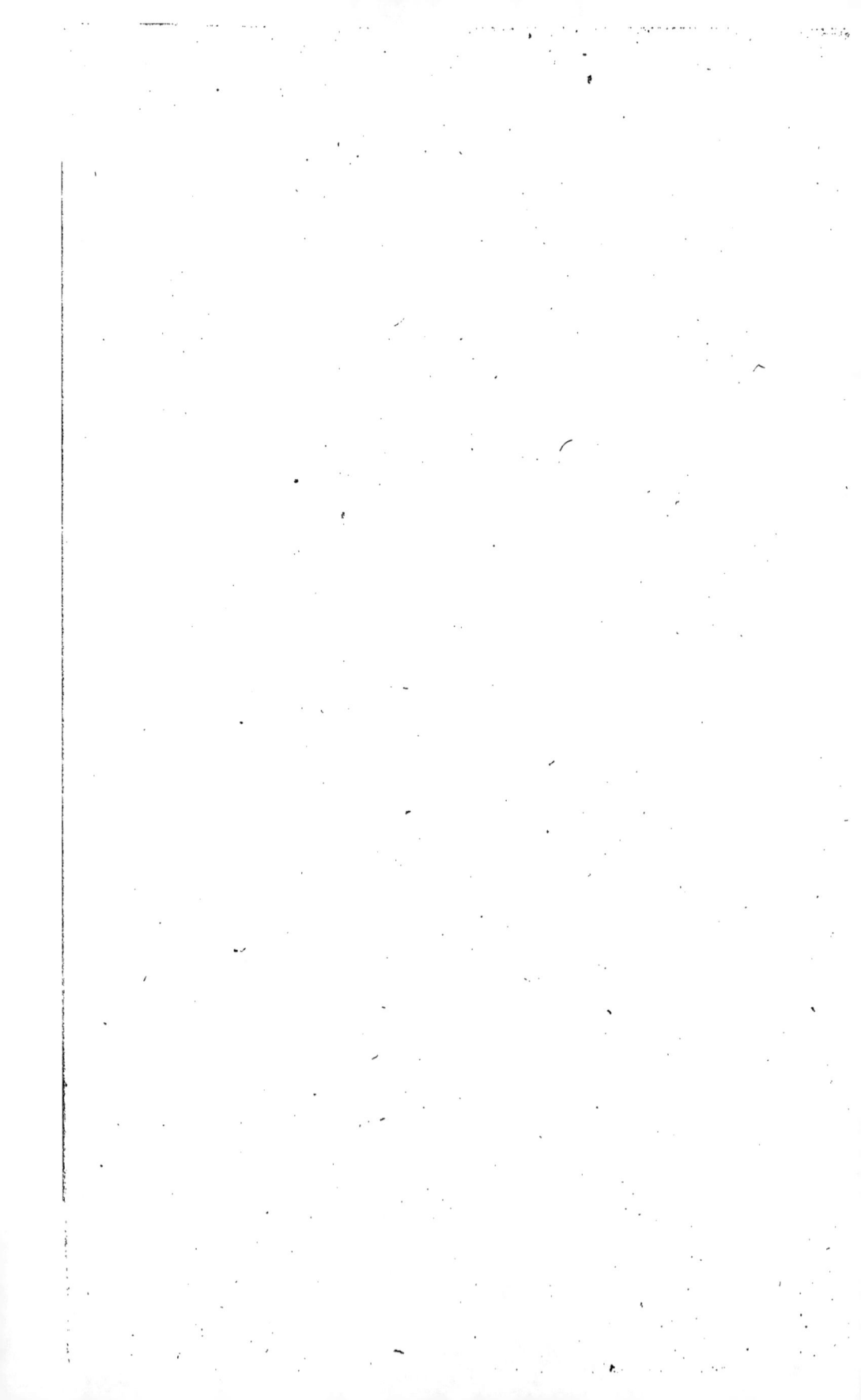

www.ingramcontent.com/pod-product-compliance
Lightning Source LLC
Chambersburg PA
CBHW032305210326

41520CB00047B/2211